Renate Tewes

Verhandlungssache – Verhandlungsführung in Gesundheitsberufen

Top im Gesundheitsjob

T0175255

Renate Tewes

Verhandlungssache – Verhandlungsführung in Gesundheitsberufen

Mit 21 Abbildungen

Springer

Prof. Dr. Renate Tewes
Evangelische Hochschule für Soziale Arbeit Dresden (FH)
Semperstraße 2a
01069 Dresden

ISBN-13 978-3-642-12555-3 Springer-Verlag Berlin Heidelberg New York

Bibliografische Information der Deutschen Nationalbibliothek
Die Deutsche Nationalbibliothek verzeichnet diese Publikation in der Deutschen National-
bibliografie; detaillierte bibliografische Daten sind im Internet über http://dnb.d-nb.de abrufbar.

Springer Medizin
Springer-Verlag GmbH
ein Unternehmen von Springer Science+Business

springer.de

Planung: Susanne Moritz, Berlin
Projektmanagement: Ulrike Niesel, Heidelberg
Lektorat: Dr. Sirka Nitschmann, Werl-Westönnen
Zeichnungen: Claudia Styrsky, München
Layout und Umschlaggestaltung: deblik Berlin
Satz und Reproduktion der Abbildungen:
Fotosatz-Service Köhler GmbH – Reinhold Schöberl, Würzburg

SPIN: 12990375

Gedruckt auf säurefreiem Papier   22/2122/UN – 5 4 3 2 1 0

Widmung

Für Petra – meine Schwester

Vorwort

Kompakt, praxisnah, lesbar und damit hilfreich, so sollte diese neue Reihe für Berufstätige an der Basis sein. Diese Bücher »Top im Gesundheitsjob« sind untereinander vernetzt.

Die gute Nachricht zuerst: »Verhandlungsmanagement ist kein Schicksal, sondern lässt sich lernen!« Vorausgesetzt natürlich, Sie wollen es lernen.

Die andere Nachricht ist, dass die meisten Menschen diesbezüglich ihre Kompetenzen überschätzen und erstaunlich ineffektiv verhandeln [63].

Im Gesundheitswesen sind wir tagtäglich auf unser Verhandlungsgeschick angewiesen. Durch die zunehmende Selbstbeteiligung an den Gesundheitskosten wollen Patienten auch mehr als früher selbst bestimmen, auf welche Behandlung und Versorgung sie sich einlassen wollen. Mit Kollegen gilt es Dienstpläne abzustimmen, »Change-Management«-Prozesse oder die Umsetzung neuester Forschungserkenntnisse auszuhandeln. Mit Vorgesetzten verhandeln Sie u. a. Ihre Karriereplanung.

Da sich die Verhandlungssituationen durch das ganze Leben ziehen und diese nicht automatisch einfach besser werden [44], lohnt sich eine systematische Auseinandersetzung mit diesem Thema.

Viel Freude wünsche ich Ihnen beim Lesen und Umsetzen dieser Kenntnisse im beruflichen Alltag.

Dresden im Mai 2011
Renate Tewes

Hast du bei einem Werk den Anfang gut gemacht, das Ende wird gewiss nicht minder glücklich sein. (Sophokles, um 496–406 v. Chr.)

Dank

Bei diesem Buch haben mir viele Menschen zur Seite gestanden, bei denen ich mich gern bedanken möchte.

Allen Führungskräften, die in den letzten Jahren ihre Verhandlungskompetenz in Trainings bei mir erweitert haben und mich zu den unterschiedlichsten Fallbeispielen inspirierten sei hier gedankt. Stellvertretend seien hier genannt Dr. Susanne Rinnert, Wolfgang Schmeil, Karin Mächler, Dana Hamann, Heidrun Osse, Christiane Landmann, Ronny Reich, Franziska Böhme und Sofi aus Georgien.

Ein lieber Dank geht an Dr. Bernhard Mack und seinem Core-Dynamik Institut aus Freiburg, dem ich meine Ausbildung zum Coach verdanke.

Meinen beiden Coaching-Kollegen aus Berlin Oliver Ernst und Christof Duero danke ich für die praktische Erweiterung meiner eigenen Verhandlungskompetenz.

Beim Rechtsanwalt Sascha Iffland bedanke ich mich dafür, dass er so bereitwillig seine langjährigen Erfahrungen mit Pflegesatzverhandlungen mit mir teilte.

Für die anregenden Gespräche und Unterstützung bei den Recherchen danke ich Hon.- Prof. Ulf Groth aus Neubrandenburg und Eberhard Kammholz aus Tübingen.

Ein ganz besonderer Dank für das Korrekturlesen geht an Ursula Prade und Silke Hausdorf.

Christine Laubert ist mehr als nur meine Lauftrainerin und hält meine Work-Life-Balance im Lot! Meinen Freundinnen Martina Weyhausen, Tanja Schaeckenbach und Tonja Will sei gedankt, dass sie es schaffen, mich in akuten Arbeitsphasen vom Schreibtisch zu locken um beim gemeinsamen Wellnessen die Lachmuskeln zu trainieren.

Bedanken möchte ich mich bei meinem Rektor Ralf Evers, der sich mutig auf einen neuen Arbeitsvertrag mit mir eingelassen hat, was mir ermöglichte meine Unternehmensberatung CROWN COACHING aufzubauen und noch Zeit für's Bücherschreiben zu finden.

Über die Autorin

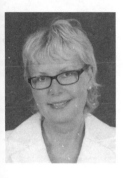

Prof. Dr. Renate Tewes lehrt als Professorin für Pflegewissenschaft und Pflegemanagement an der Ev. Hochschule in Dresden (ehs). Sie ist Dipl.-Psychologin und Coach mit eigener Unternehmensberatung (www.crown-coaching.de).

Prof. Tewes verfügt über eine Reihe von Qualifikationen von denen die Führungskräfte profitieren, die beraten, begleitet oder trainiert werden wollen. Dazu zählen u. a. die Coachingausbildung (CoreDynamik Freiburg), eine Gruppendynamische Zusatzausbildung (AGM Münster) und das LEO-Training (CHCM, Minneapolis, USA).

Als Trainerin für Führungskräfte im Gesundheitswesen ist Prof. Tewes in Deutschland, der Schweiz, Großbritannien und den USA tätig.

Über die Autoren

Inhaltsverzeichnis

Kennen Sie das?

Die Leitung des OP-Teams begrüßt die Teammitglieder zur Frühschicht mit den Worten: »*Ich habe eine Hiobsbotschaft für Euch! Britta ist schwanger und kann ab sofort keine Rufbereitschaft mehr übernehmen. Wir brauchen also Ersatz für das Wochenende und überhaupt. Bis heute Mittag muss ich wissen, wer bereit ist, am Wochenende einzuspringen. Also dann einen schönen Dienst heute.*« Nachdem die Leitung sich in ihr Dienstzimmer zurückgezogen hat, entsteht Unruhe. Alles redet durcheinander. »*Das kann doch nicht wahr sein!*« »*Also ich hab am Wochenende schon was vor!*« »*Kann die Öse sich vielleicht mal selbst um Ersatz kümmern?*« »*Das fängt ja schon wieder bescheiden an.*« Die Stimmung schaukelt sich hoch und es herrscht Unmut, der sich sowohl gegen die Kollegin Britta als auch gegen die Leitung richtet.

Es handelt sich hierbei um eine klassische Verhandlungssituation zwischen der Leitung und den Mitarbeitern eines Teams. Das Anliegen als eine »Hiobsbotschaft« zu bezeichnen, ist wenig geschickt und gibt der eigentlich freudigen Nachricht einer Schwangerschaft eine einseitig negative Ausrichtung. Die Leitung scheint hier die gesamte Verantwortung an das Team abzugeben und macht damit Druck, ohne die Mitarbeiter zu motivieren.

Der Physiotherapeut Lothar Sievert kommt zu Herrn Kurz (74), der vor vier Tagen mit einem akuten Apoplex eingeliefert wurde. Derzeitige Symptome sind eine Hemiparese links und leichte Sprachstörungen. Herr Kurz wischt sich verstohlen eine Träne aus dem Auge und verkündet:

Kurz: »*Heute will ich meine Ruhe haben. Die Schwestern haben schon genug an mir herumgezerrt. Wie soll man da gesund werden, wenn einen alle schikanieren?*«

PT Sievert: »*Oh je, da hat aber einer schlechte Laune.*« Er lächelt Herrn Kurz an und nimmt sich einen Stuhl. »*Und nun erzählen Sie erst mal, was heute passiert ist. Danach entscheiden wir dann gemeinsam, was Sie heute machen wollen, einverstanden?*«

Kurz: »*Die Schwester hat mich auf die Bettkante gesetzt, damit ich mich waschen kann. Dann ist sie zu meinem Bettnachbarn gegangen. Als ich nach dem Waschlappen gegriffen habe, bin ich umgekippt.*«

PT Sievert: »*Umgekippt?*«

Kurz: »*Ja, ich habe das Gleichgewicht verloren.*«

PT Sievert: »*Sind Sie aus dem Bett gefallen?*«

Kurz: »*Nein, aber ich lag so schräg im Bett, dass ich nicht mehr hochgekommen bin. Der Arm ist einfach nicht mehr zu gebrauchen.*« Er weint.

PT Sievert: »*Was ist dann passiert?*«

Kurz: »*Die Schwester war grad so beschäftigt, dass sie das nicht gemerkt hat. Und irgendwann habe ich mich dann wieder hochgerappelt.*«

PT Sievert: »*Hm, Herr Kurz, ich fasse jetzt noch mal mit meinen Worten zusammen, was ich von Ihnen gehört und gesehen habe. Als Sie vor drei Tagen eingeliefert wurden, waren Sie zeitweise bewusstlos. Vor zwei Tagen hatten Sie schon wieder Gefühl im linken Arm und konnten ihn sogar anheben. Dabei konnte ich Sie nur schwer verstehen, weil Ihre Zunge noch nicht wieder so ganz wollte. Und heute verstehe ich Sie ganz prima. Außerdem sind Sie schon so weit, dass die Schwester Sie auf die Bettkante setzt. Als Sie dann zur Seite kippen, schaffen Sie es auch noch selbst, sich wieder allein aufzusetzen. Ist das richtig?*«

Kurz: »*Ja.*«

PT Sievert: »*In den letzten drei Tagen habe Sie also jeden Tag Fortschritte erzielt?*«

Kurz: »*Ja.*«

PT Sievert: »*Na wunderbar, da haben Sie in kurzer Zeit ja schon jede Menge erreicht. Wie wär's, wenn wir heute das Hochrappeln zusammen üben? Falls Sie noch mal umkippen, kommen Sie dann schneller wieder hoch.*«

Kurz: »*Hm, ja gut.*«

Der Physiotherapeut Sievert handelt mit seinem Patienten Kurz aus, welche Übungen heute anstehen. Dabei gelingt es Herrn Sievert, seinem demotivierten Patienten von einer Übung zu überzeugen. Die wichtigsten Verhandlungsmittel sind hierbei:

- das aktive Zuhören,
- das Sammeln von »Ja's« und
- das Reframen.

Wenn der Verhandlungspartner im Gespräch häufiger zugestimmt hat (ja gesagt hat) fällt es ihm insgesamt leichter, weiter zuzustimmen. Beim Reframen wird aus einer negativen Bewertung eine positive. Das gelingt Herrn Sievert, indem er das Augenmerk weg nimmt, von der erlebten Hilflosigkeit des Patienten und stattdessen betont, was dem Patienten gelungen ist (nämlich sich allein aufzusetzen).

Verhandeln gehört dazu

Verhandeln ist ein fester Bestandteil unseres Lebens. Schon als Kinder verhandeln wir. Dabei kann es um Spiele, Fernsehsendungen oder Ausgehzeiten gehen. Geboten werden dafür pünktliche Schularbeiten, Mithilfe im Haushalt oder einfach »artig sein« zu wollen. Später geht es um Eheversprechen, Lohnverhandlungen oder Konfliktlösungen. Geboten werden Vertrauen, Arbeitskraft oder Kompromissbereitschaft. Während sich die Themen und die Angebote im Laufe des Lebens ändern, bleibt das Verhandeln eine feste Größe.

Verhandeln kommt ursprünglich von **handeln** und bezog sich auf ein Tauschgeschäft. Heute wird darunter eher verstanden, etwas auszuhandeln, also Interessen auszugleichen. Oft sind die Interessen von zwei oder mehreren Parteien mit ganz unterschiedlichen Bedürfnissen verbunden. Diese Bedürfnisse machen den emotionalen Anteil einer Verhandlung aus, der am wenigsten kontrollierbar ist. Wie erfolgreich Verhandlungen laufen, hängt einerseits mit den Persönlichkeiten zusammen, die aufeinander treffen und andererseits mit deren kommunikativen und emotionalen Kompetenzen.

Im Gesundheitswesen ist das Verhandeln fester Bestandteil sämtlicher Gespräche. Mit Patienten wird um Mobilisation, Essensmengen, Hygienevorstellungen oder Pflegebedarfe verhandelt; mit Kollegen werden Dienste getauscht, Ziele abgeglichen oder ethische Dilemmata ausgehandelt; mit Vorgesetzten werden die Arbeitsbedingungen oder Lohnerhöhungen verhandelt und mit anderen Berufsgruppen Kooperationsmöglichkeiten und Grenzen.

Sich einen Überblick verschaffen

Der vernünftige Mensch passt sich der Welt an; der unvernünftige Mensch versucht, die Welt seinem Wesen anzupassen. Deshalb kommt jeglicher Fortschritt vom unvernünftigen Menschen. (George Bernhard Shaw, 1856–1950)

Bevor Sie in die Verhandlung gehen, sollten Sie sich zunächst einen Überblick verschaffen, denn es gilt die Regel »*Je mehr Sie wissen, desto besser können Sie sein.*« ([11], S. 16). Erstaunlicherweise verhandeln die meisten Menschen ineffektiv [63]. Die gute Nachricht ist, dass sich Verhandeln lernen lässt. Eine gute Köchin erlernt ihr Handwerk nicht allein durch das Lesen von Büchern. Das gilt auch für erfolgreiches Verhandeln. In Studien konnte aufgezeigt werden, dass selbst langjährige Erfahrungen nicht automatisch zu Verhandlungskompetenz führen ([44], S. 37). Wesentlich effektiver ist ein gezieltes Training mit dem Feedback eines geschulten Führungskräftetrainers [39]. Für den Anfang kann es auch reichen, wenn Sie sich einen Beobachter mit in Ihre Verhandlung nehmen und diese Person im Anschluss um eine ehrliche Rückmeldung bitten.

Um sich einen Überblick über die Verhandlungssituation zu schaffen, werden folgende Aspekte in den Blickpunkt genommen:
- die Ebenen der Verhandlung,
- distributives vs. integratives verhandeln,
- die Analyse der anstehenden Verhandlung.

1.1 Die Ebenen der Verhandlung

Wenn zwei oder mehrere Personen oder Parteien miteinander verhandeln, spielen dabei vier verschiedene Ebenen eine Rolle (■ Abb. 1.1; [3]).

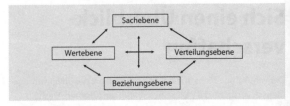

Abb. 1.1 Vier potenzielle Ebenen der Verhandlung. Aus: Alexander N, Ade J, Olbrisch C (2005) Mediation, Schlichtung, Verhandlungsmanagement – Formen konsensualer Streitbegleitung. Alpmann u. Schmidt, Münster ([3], S. 44)

— Auf der **Sachebene** geht es um den Inhalt der Verhandlung. Im Vordergrund steht hier die Abklärung von Interessen. Dafür wird insbesondere die Vernunft bzw. der Sachverstand benötigt.

— Die **Beziehungsebene** spielt in Verhandlungen eine sehr wichtige Rolle und darf nicht unterschätzt werden. Hier fließen Gefühle ein, Vertrauen in den Verhandlungspartner und die Selbst- und Fremdwahrnehmung. Ist die Beziehungsebene gestört, wirkt sich das unmittelbar auf die Verhandlung aus. Um diese Ebene auszubalancieren, ist soziale und kommunikative Kompetenz erforderlich.

— Die **Werteebene** ist eng mit den Persönlichkeiten der Verhandlungspartner verbunden. Sie entspringen den Grundüberzeugungen eines Menschen und sind nur schwer manipulierbar. Deshalb ist es wichtig, sich der eigenen Werte und der des Verhandlungspartners bewusst zu sein. Liegen diese sehr weit auseinander, sollte das zu Beginn der Verhandlung kurz thematisiert werden. Dann kann man sich darauf zu einigen, diese Grundwerte im Folgenden auszuklammern, da sie nicht diskutierbar sind. Wenn Sie z. B. einen überzeugten Vegetarier zum Gespräch in ein Steakhouse einladen, zeugt das von wenig Verhandlungsgeschick.

— Die **Verteilungsebene** steht für eine begrenzte Menge an Ressourcen, die es zu verteilen gilt. Dabei kann es um Geld gehen (z .B. eine bestimmte Summe Fördergelder) oder um Planstellen, die auf die einzelnen Bereiche einer Organisation zu verteilen sind. Es handelt sich also um einen »Kuchen«, den es zu teilen gilt. Und wenn ein Verhandlungspartner mehr vom Kuchen abbekommt, bleibt für den anderen automatisch weniger übrig.

Wahren Kennern im Verhandlungsmanagement gelingt es oft, einen klassischen Verteilungskonflikt aufzulösen und stattdessen für beide Verhandlungspartner eine Win-win-Lösung zu erarbeiten. Näheres dazu finden Sie ▶ S. 13 ff.

Verhandlung einer Case-Managerin mit einer Patientin (82) und deren Tochter über die poststationäre Versorgung

Die Case-Managerin Sylvia Krüger arbeitet in einer orthopädischen Klinik mit 105 Betten und durchschnittlich 2600 Operationen jährlich. Hüftendoprothesen (TEP) sind die häufigsten Eingriffe und zählen zu den Routinen des Hauses. Frau Krüger betreut Frau Sommer (82), bei der ein erhöhter Versorgungsaufwand festgestellt wurde. Die Patientin hat ihren 4. postoperativen Tag nach einer TEP gut überstanden. Neben einer Hörschwäche (die Patientin trägt ein Hörgerät) hat Frau Sommer einen Diabetes mellitus Typ 2, der mit Acarbose oral behandelt wird und sie ist adipös mit einem BMI von 35,9 (160 cm, 92 kg). Die ersten beiden postoperativen Tage litt Frau Sommer am Durchgangssyndrom, das bei den Medizinern einen Verdacht auf Demenz aufkommen ließ. Die OP war notwendig, da Frau Sommer in ihrer Wohnung über ein Kabel gestürzt war und sich den Oberschenkelhals gebrochen hatte. Die Case-Managerin soll nun prüfen, ob Frau Sommer wieder nach Hause entlassen werden kann. Die Ärzte hatten eine Verlegung ins Heim vorgeschlagen, was Frau Sommer ablehnt.

Um sich ein besseres Bild von der Lebenssituation von Frau Sommer zu machen, lädt Frau Krüger Mutter und Tochter zu einem gemeinsamen Gespräch ein, was im Patientenzimmer stattfindet.

▼

Zuvor hatte die Case-Managerin mit Frau Krüger allein gesprochen, die unbedingt in ihre Wohnung zurück möchte und mit der Tochter telefoniert, die ihre Mutter lieber ins Heim bringen will.

Beim gemeinsamen Gespräch wirkt die Tochter sehr besorgt um ihre Mutter. Sie wohnt nur zwei Querstraßen von ihr entfernt und sie telefonieren täglich miteinander. Doch da sie als Musikerin beruflich immer mal wieder unterwegs ist, befürchtet sie, dass ihrer Mutter genau dann etwas zustoßen könnte und diese hilflos in der Wohnung liegen würde. Sie will zwar ihre Mutter nicht ins Heim bringen, doch dort sei sie wenigstens rund um die Uhr versorgt.

Daraufhin beginnt Frau Sommer zu weinen. »*Der Gedanke in ein Heim zu gehen macht mir Angst.*« Sie habe einige Freundinnen in ein Heim einziehen sehen, und alle seien sie binnen eines halben Jahres unter traurigen Umständen verstorben. Außerdem würde sie ohne ihren Hund Harri nirgends hingehen.

Die Case-Managerin äußert Verständnis für den Wunsch von Frau Sommer und teilt der Tochter mit, dass sie auch ihre Sorge um die Mutter verstehen könne. Frau Krüger schlägt vor, zunächst mal alle Optionen zu prüfen, die notwendig sind, um ein Weiterleben in der Wohnung zu ermöglichen. Damit sind beide einverstanden. Während Frau Sommer und ihre Tochter die Case-Managerin über das soziale Netzwerk der Patientin informieren, erstellt die Case-Managerin ein Ökogramm (◧ Abb. 1.2).

Die Patientin Frau Sommer lebt mit ihrem Hund Harri im vierten Stock eines Plattenbaus mit Fahrstuhl. Sie hat eine Tochter (59), die Musikerin ist und mit ihrem Orchester mindestens einmal im Monat außerhalb der Heimatstadt gastiert. Ihr Enkel Mike (32) lebt in der Schwulenszene Berlins, was zu einer Kontaktunterbrechung vor 2 Jahren führte. Ihre Schwester Emma (78) lebt in Heidelberg, hier besteht reger telefonischer Kontakt (etwa 2-mal wöchentlich). Es gibt im Haus einige Mieter, mit denen Frau Sommer sehr befreundet ist und die sich auch jetzt um ihren Hund kümmern. Sie selbst ist ein geselliger Mensch und geht alle 14 Tage zu einem Konzert, hat ein wöchentliches Kaffeekränzchen mit Freun-

▼

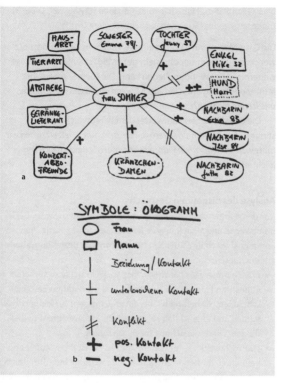

□ Abb. 1.2 Ökogramm von Frau Sommer. a Ökogramm, **b** Symbolerklärung

dinnen und besucht ihren Hausarzt einmal pro Quartal. Die Einkäufe hat sie bisher größtenteils selbst erledigt. Getränke werden angeliefert.

Ökogramm Frau Sommer

Ein Ökogramm oder die Netzwerkkarte ist die grafische Darstellung des Beziehungsnetzwerkes eines Menschen und gibt Auskunft über Quantität und Qualität von Kontakten (◘ Abb. 1.2). Diese Methode hat sich im Case-Management sehr bewährt [12].

Die Case-Managerin ist sehr zufrieden mit dem Beziehungsnetzwerk von Frau Sommer und sieht gute Möglichkeiten, dass diese weiterhin in der Wohnung leben kann. Die Tochter schaut ihre Mutter ungläubig an: »*Und was ist, wenn dir was passiert, Mutter, und ich bin nicht da?*«.

Die Case Managerin antwortet darauf freundlich und bestimmt: »*Genau deshalb sitzen wir hier zusammen. Jetzt machen wir mal einen gemeinsamen Plan, einverstanden?*« Beide nicken erleichtert.

Analyse des bisherigen Gesprächs

Vor dem Hintergrund der vier Verhandlungsebenen (Sache, Beziehung, Werte und Verteilung) ist festzustellen, dass sowohl Frau Sommer als auch ihre Tochter sehr stark auf der **Beziehungsebene** argumentieren:

— Frau Sommer (82) hat Angst, ihre Sozialkontakte zu verlieren, ohne ihren Hund leben zu müssen und ihre Autonomie einzuschränken. Sie befürchtet, bei einem Umzug in ein Heim ebenso schnell und unglücklich zu versterben, wie zwei ihrer Freundinnen. Diese Vorstellung macht sie traurig.

— Die Tochter (59) sorgt sich um die Sicherheit ihrer Mutter und befürchtet, ihr könne etwas zustoßen, wenn sie beruflich unterwegs ist. Sie ist hin- und hergerissen zwischen der Verantwortung für ihre Mutter und der Angst, eine Fehlentscheidung zu treffen. Diese Ambivalenz verunsichert sie und löst verzweifelte Worst-case-Szenarien bei ihr aus.

— Die Case-Managerin nimmt den Stress auf der Beziehungsebene beider Frauen wahr und signalisiert beiden Verständnis für die Situation. Zur Beruhigung von Mutter und Tochter nimmt sie die Fäden des Gesprächs in die Hand, indem sie für sämtliche Eventualitäten Lösungen aufzeigt. Damit liegt der Schwerpunkt auf der **Sachebene**.

- Auf der **Wertebene** stehen für Frau Sommer ihre sozialen Kontakte und die Selbständigkeit ganz oben. Bei der Tochter hat Sicherheit die oberste Priorität.

Ergebnis der gemeinsamen Verhandlung

- Die Case-Managerin sieht sich die Wohnung von Frau Sommer an, um herauszufinden, ob bauliche Veränderungen notwendig sind (Türschwellen, Wannenlift etc.), damit Frau Sommer sich mit dem Rollator dort bewegen kann (Bauliche Veränderungen: § 554a BGB; Hilfsmittel Rollator: § 33 SGB V).
- Die Case-Managerin möchte die Nachbarinnen kennen lernen, um herauszufinden, inwieweit diese Frau Sommer unterstützen können.
- Die Case-Managerin nimmt Kontakt zum Hausarzt von Frau Sommer auf, um mögliche Hausbesuche zu klären.
- Es wird eine vorübergehende Haushaltshilfe beantragt, die nicht nur beim Kochen und im Haushalt hilft, sondern gleichzeitig bei der Ernährung berät, um den BDI langfristig zu senken (§§ 38, 132 SGB V).
- Es muss geklärt werden, ob der Enkel einer Nachbarin Frau Sommer regelmäßig zur Krankengymnastik begleiten kann.
- Die Tochter wird sich um einen Pflegedienst kümmern, der die Pflege und Versorgung ihrer Mutter übernehmen kann, bis diese wieder selbständig ist. Sie ist gern bereit, die Kosten dafür zu tragen.

1.2 Distributives vs. integratives Verhandeln

Friede ist niemals durch Koexistenz, sondern nur in Kooperation. (Karl Jaspers, 1883–1969)

Das sog. Verhandlungsdilemma (▪ Abb. 1.3) ergibt sich aus dem Spannungsfeld zwischen integrativem und distributivem Verhandlungsverhalten. Beim **distributiven Verhandeln** gehen wir von einer

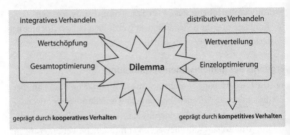

□ **Abb. 1.3 Dilemma.** Aus: Alexander N, Ade J, Olbrisch C (2005) Mediation, Schlichtung, Verhandlungsmanagement – Formen konsensualer Streitbegleitung. Alpmann u. Schmidt, Münster ([3], S. 40)

begrenzten Verhandlungsmasse aus, wie bei einem Kuchen, der verteilt werden soll. Wenn einer mehr bekommt, bleibt für den anderen automatisch weniger übrig. Die Einzeloptimierung steht hierbei im Vordergrund, was zu konkurrierendem Verhalten führt (□ Abb. 1.4).

Beim **integrativen Verhandeln** dagegen wird immer von der Position der gemeinsamen Wertschöpfung ausgegangen. Hier bringt eine Kooperation Vorteile für beide Seiten. Deshalb ist die Gesamtoptimierung hier der zentrale Mittelpunkt [3].

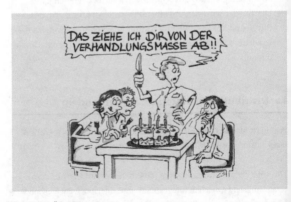

□ **Abb. 1.4 Überblick**

Wie Sie den Kuchen vergrößern

Die große Kunst des Verhandelns liegt darin, sich vom distributiven Denken zu lösen und in ein wertschöpfendes Verhandeln einzusteigen. Mit anderen Worten: Sie vergrößern den Kuchen. Unbedingt notwendig dafür sind Weitblick und Kreativität. Wie das gelingen kann, soll folgendes Beispiel verdeutlichen.

Beim Stationsleitungstreffen teilt die Pflegedirektorin mit, dass im kommenden Monat eine zusätzliche Stelle für den Pflegedienst zur Verfügung stehen wird. Da alle Abteilungen ständig das Gefühl haben unterbesetzt zu sein, ist nun die Frage, welcher Station diese Stelle zugesprochen werden soll. Sofort entsteht ein heißer Kampf. Die Debatte reicht von »*Wir haben den größten Anspruch darauf.*« über »*Es wäre schön, wenn wir auch mal den Zuschlag bekämen.*« bis hin zu »*Wir kriegen ja eh' nichts ab.*«. Folgende Kriterien werden deshalb gemeinsam ermittelt:

1. die Besetzung des vorgesehenen Stellenschlüssels,
2. der Patientendurchlauf sowie
3. die Krankheitszeiten in den Teams.

Dabei kristallisieren sich zwei Teams heraus, vertreten durch die Leitungen Anja Braun und Mia Scharf. Die beiden werden gebeten, die zu vergebende Stelle untereinander auszuhandeln.

   Mia Scharf: »*Mein Team ist in der letzten Zeit wirklich sehr strapaziert worden. Erst der Umzug mit der gesamten Station in ein anderes Stockwerk, dann zwei Langzeitkranke mitten in der Urlaubszeit. Außerdem trifft die DRG-Regelung die chirurgische Abteilung besonders hart wegen der kürzeren Verweildauern und dem damit verbundenen höheren Patientendurchlauf. Meine Mitarbeiterinnen sind sehr angespannt und ich befürchte weitere Krankmeldungen, wenn sich nicht bald was ändert.*«

   Anja Braun: »*Auch mein Team ist seit einiger Zeit mehr als üblich belastet. Die größten Probleme habe ich mit dem Abdecken der Wo-*

▼

*chenenddienste, wobei wir natürlich auch unter der Woche Unter-
stützung gebrauchen könnten. Langfristig will ich mich mit meinem
internistischen Team stärker an der Öffentlichkeitsarbeit des Hauses
beteiligen. Meine Pflegefachkräfte können sich gut vorstellen, einmal
monatlich einen Vortrag zu den verschiedensten Themen zu halten,
wie z. B. »Die pflegerische Versorgung von Patienten nach einem Herz-
infarkt« oder »Lagerungsmethoden bei Apoplexiepatienten«. Da insbesondere die Prävention eine immer größere Rolle spielt, möchte
eines meiner Teammitglieder gern Gesundheitswissenschaft studieren. Deshalb habe ich folgenden Vorschlag: Ich erhebe auf die zu vergebende Stelle lediglich Anspruch an zwei Wochenenden im Monat,
wenn die Klinik bereit ist, meiner Mitarbeiterin das Studium zu finanzieren.«*

Nun schaltet sich die Pflegedirektorin ein und weist darauf hin,
dass die Stelle untereinander ausgehandelt werden sollte und die
Klinik nicht die Kosten des Studiums übernehmen könne. Sie fragt
bei Frau Scharf nach, ob diese mit der Regelung einverstanden sei,
die neue Mitarbeiterin an den Wochenenden an Frau Brauns Team
zu vergeben. Diese bejaht.

Anja Braun wartet das Ende der Sitzung ab, um mit der Pflegedirektorin unter vier Augen zu sprechen und verhandelt noch einmal nach.

Anja Braun: »*Schade, dass die Klinik ein Studium nicht finanzieren
kann. Für unser Haus ist das wirklich ein echter Gewinn, wenn wir
mehr studierte Pflegefachkräfte haben.*«

Pflegedirektorin: »*Ja, da sind mir leider die Hände gebunden. Die
Idee mit der Öffentlichkeitsarbeit gefällt mir dabei sehr. Darüber sollten wir noch einmal reden.*«

Anja Braun: »*Sagen Sie, wäre es zumindest möglich, dass meine
Mitarbeiterin für das Studium freigestellt wird. Es ist ein berufsbeglei-
tendes Studium und verteilt sich auf 10 Wochen pro Jahr. Mein Team
wäre auch bereit, das mitzutragen. Und ich möchte die guten Leute
natürlich halten.*«

Pflegedirektorin: »*Ja, da sehe ich Möglichkeiten.*«

▼

Anja Braun: »*Wie schnell können Sie mir denn dazu etwas sagen?*«

Pflegedirektorin: »*Ich melde mich bis zur nächsten Woche bei Ihnen.*«

Anja Braun: »*Danke, ich freue mich sehr über Ihre Unterstützung.*«

Analyse dieses Gesprächs

Mia Scharf verhandelt schwerpunktmäßig auf der Beziehungs-ebene. Die Argumente der Überlastung ihres Teams sind nachvoll-ziehbar. Der wichtigste Wert scheint hierbei eine schnelle Entlas-tung ihrer Mitarbeiter zu sein.

Anja Braun verhandelt schwerpunktmäßig auf der Sachebene und verwendet zudem eine Überzeugungsstrategie, die v. a. an die Pflegedirektorin gewendet ist. Sie zeigt eine Langzeitperspektive an Personalentwicklung auf und macht damit deutlich, dass sie un-ternehmerisch mitdenkt. Statt sich nur auf diese eine Stelle zu beschränken (distributiv) eröffnet sie die zusätzliche Option, der Studienfinanzierung durch die Klinik (integrativ). Dabei war Frau Braun durchaus bewusst, dass die Klinik einer Finanzierung nicht zustimmen würde. Ihr Ziel war lediglich die Freistellung zu errei-chen. Doch dadurch, dass Frau Braun zunächst die Frage nach der Finanzierung einbringt, erscheint es nun für die Pflegedirektorin leichter, wenigstens einer Freistellung zuzustimmen.

Somit hat Frau Braun in dieser Verhandlung doppelt gewonnen. Sie hat einerseits das Problem mit den Wochenenddiensten lösen können und andererseits die Klärung für das Studium einer Mitar-beiterin eingebracht, was eigentlich gar nicht zur Diskussion stand.

1.3 Vorabanalyse bei größeren Verhandlungen

Bei größeren Verhandlungen empfiehlt es sich, die wichtigsten Be-zugsgrößen vorab zu bestimmen und sich damit einen Überblick zu verschaffen. Dabei geht es insbesondere um die **Bedeutung der Verhandlung** für die beiden Verhandlungspartner und den **zu erwartenden Schwierigkeitsgrad**. Dabei gilt die Regel: Je wichtiger

die Verhandlung für mich ist, desto besser muss ich mich darauf
vorbereiten. Der Schwierigkeitsgrad ergibt sich aus drei Determi-
nanten [67]:

- der Komplexität des Verhandlungsobjekts,
- der »Schwierigkeit« des Verhandlungspartners,
- der »Schwierigkeit« der Verhandlungshistorie.

Mit Komplexität des Verhandlungsobjekts ist gemeint, dass es viele
Verhandlungsgegenstände geben kann, die durch ihre Unübersichtlichkeit verunsichern. Ein Verhandlungspartner kann »schwierig«
sein, weil er selbst unter Zeitdruck steht, er über Know-how-Defi-
zite verfügt oder einfach von der Persönlichkeit her als herausfor-
dernd erlebt wird. Von schwieriger Verhandlungshistorie sprechen
wir dann, wenn es bereits in der Vergangenheit mit diesem Verhandlungspartner unbefriedigende Verhandlungen gegeben hat,
welche die jetzige Situation unangenehm beeinflussen können.

Fazit
Einen Überblick über die Verhandlung verschaffen Sie sich, indem
Sie vorab klären:

- was genau verhandelt werden soll (Sachebene),
- ob die Beziehungsebene mit dem Verhandlungspartner unbelastet ist oder noch alte Rechnungen offen sind (Beziehungsebene),
- ob moralische Differenzen bestehen, die als Verhandlungsgegenstand ausgeschlossen werden sollten (Werteebene),
- wie es gelingen kann, den Verteilungskuchen zu vergrößern
  (Verteilungsebene),
- wie es gelingen kann, aus möglichem konkurrierenden Verhalten ein kooperatives zu initiieren,
- wie Komplexität in der Verhandlung reduziert werden kann.

Auf die Einstellung kommt es an

Glück ist kein Geschenk der Götter, sondern die Frucht innerer Einstellung. (Erich Fromm, 1900–1980)

Professionelles Verhandlungsmanagement ist in erster Linie eine Sache der **Haltung** bzw. **Einstellung** (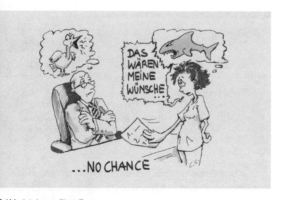 Abb. 2.1). Aufbauend auf eine motivierende Grundhaltung kommen dann **fördernde kommunikative Techniken** zum Einsatz. Deshalb ist es wichtig, sich die eigene Einstellung bewusst zu machen. Denn es macht einen enormen Unterschied, ob mit einer wertschätzenden oder geringschätzenden Haltung in ein Gespräch gegangen wird [62].

Im Übrigen wird die Einstellung auch durch das Outfit transportiert, was die **Kleiderwahl** in Verhandlungen bedeutsam macht [10]. Nicht umsonst legen gute Verteidiger vor Gericht großen Wert auf das Äußere ihrer Mandanten, wenn sie für diese einen Freispruch erwirken wollen. Provokant sei dem hinzugefügt: wer in sei-

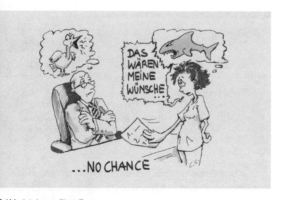

◘ Abb. 2.1 Innere Einstellung

nem Kleiderschrank nur Mode eines einzigen Stils vorfindet, ist zwar konsequent, bietet seinen Mitmenschen allerdings nur einen einzigen Kommunikationskanal an.

2.1 Mit welchem Selbstwertgefühl gehe ich ins Gespräch?

Virginia Satir, eine erfolgreiche Familientherapeutin aus den USA, ist viel gereist, um die Kommunikation der Menschen international zu erforschen und zu verbessern. Dabei kam sie zu dem Schluss, dass unprofessionelle Kommunikation ihre Wurzeln im fehlenden Selbstwert hat [52][53]. Mit anderen Worten, wenn wir uns selbst wenig wertschätzen, steigt die Gefahr, andere miss zu verstehen oder uns selbst unklar auszudrücken. Denn unsere Selbstwahrnehmung beeinflusst sehr maßgeblich die Wahrnehmung der Geschehnisse um uns herum.

Eric Berne entwickelte ein simples aber präzises Kommunikationsmodell, in dem die Grundhaltung im Gespräch deutlich wird (◘ Tab. 2.1; [5]):

◘ **Tab. 2.1** Kommunkiationsmodell nach Berne

		ICH	
		o.k.	nicht o.k.
DU	o.k.	Ich bin o.k., Du bist o.k.	Ich bin nicht o.k., Du bist o.k.
	nicht o.k.	Ich bin o.k., Du bist nicht o.k.	Ich bin nicht o.k., Du bist nicht o.k.

Am einfachsten verlaufen Verhandlungen dann, wenn beide Parteien davon ausgehen, dass sowohl sie selbst als auch das Gegenüber okay sind. Auf dieser Grundlage ist eine wertschätzende und respektvolle Kommunikation möglich, die beide zu gleichwertigen Gesprächspartnern macht. Alle anderen drei Ausgangspositionen bergen eine große Gefahr an gestörter Kommunikation, was sich letztlich negativ auf die Verhandlung auswirkt.

Wenn das Gegenüber als okay wahrgenommen wird, können diesem in der Verhandlung Entscheidungsfreiräume zugestanden werden. Wird der Verhandlungspartner als nicht okay wahrgenommen, besteht die Gefahr der Bevormundung, was in der Regel ungute Gefühle beim Betroffenen auslöst.

Wenn das Selbstwertgefühl im Keller ist

Das eigene Licht unter den Scheffel zu stellen, ist keine gute Grundhaltung für eine Verhandlung. Deshalb ist es gut herauszufinden, wie sich ein schlechtes Selbstwertgefühl entwickelt hat. Der Trick dabei sind unsere Gedanken, denn diese beeinflussen unsere Gefühle. Hierzu ein Beispiel:

Herr Leonrod hat Angst

Herr Leonrod (52) ist Geschäftsführer einer Lungenklinik. Wegen des hohen Krankenstands seiner Mitarbeiter mussten im letzten Jahr immer wieder Stationen geschlossen werden mit der Folge, weniger Patienten als üblich versorgen zu können. Das führte zu finanziellen Einbußen. Die Klinik ist verschuldet und nun steht ein Gespräch mit der Bank an. Herr Leonrod will die Bank bitten, die Bedingungen eines Kredits, welcher vor seiner Zeit abgeschlossen wurde, zu ändern (geringere Raten mit längerer Laufzeit).

Dieser Banktermin macht Herrn Leonrod sehr zu schaffen. Er hat Angst zu versagen und die Klinik nicht »über Wasser« halten zu können. Zwei weitere Kliniken machen ihm Konkurrenzdruck. Er hat schon längere Zeit Schlafstörungen und Bluthochdruck.

Um mit diesen Sorgen besser umgehen zu können, sucht Herr Leonrod eine Trainerin für Führungskräfte auf. Diese fragt ihn zu

▼

seinem Erstaunen nach Gedanken, die er in letzter Zeit häufig hat.
Nach anfänglichem Zögern zählt Herr Leonrod auf:

- »*Ich muss mich besser zusammenreißen, sonst schaffe ich das nicht.*«
- »*Ich darf die Tabletten nicht vergessen, sonst entgleist mir noch der Blutdruck.*«
- »*Wenn die Klinik den Bach runter geht, habe ich am Markt keine Chance mehr. Vielleicht sollte ich besser vorher den Absprung machen.*«

Gemeinsam analysieren sie diese Gedankenliste. Es fällt auf, dass alle Gedanken negativ sind und Selbstbeschuldigungen enthalten. Die Trainerin erklärt Herrn Leonrod den Zusammenhang von Gedanken, Gefühlen und Handlungen.

In der Wahrnehmungspsychologie ist dieser Zusammenhang seit langem bekannt. Bevor sich Gefühle einstellen, sind diesen Gedanken vorausgegangen. Das passiert oft unbewusst und deshalb werden diese Denkprozesse oft nicht mehr erinnert. Doch Gefühle, insbesondere negative, werden wahrgenommen. Mit anderen Worten: unsere Gefühle werden durch unsere Gedanken produziert. Positive Gedanken führen zu positiven Gefühlen und umgekehrt. Und wenn ich guter Stimmung bin, nehme ich die Herausforderungen des Alltags anders wahr als wenn ich mir ständig die eigenen Kompetenzen abspreche und im Selbstwertzweifel bade.

❯ Die gute Nachricht ist: wir können unsere Gedanken beeinflussen!

Herr Leonrod geht seine Ängste an

Gemeinsam mit der Trainerin sucht Herr Leonrod nun nach hilfreichen Grundüberzeugungen, die ihm Kraft für seine Arbeit geben. Die o. g. Gedankenliste wird nun reframed [60]. Die alten Überzeugungen werden dabei kritisch analysiert und vor dem Hintergrund der bisherigen Lebenserfahrung reflektiert. Dabei stellt

▼

◻ **Tab. 2.2** Imaginationsübung

Alte Überzeugungen	Reframing
Ich muss mich besser zusammenreißen, sonst schaffe ich das nicht.«	Ich habe schon viele scheinbar unmögliche Dinge geschafft und auch diese Herausforderung werde ich meistern.
Ich darf die Tabletten nicht vergessen, sonst entgleist mir noch der Blutdruck.	Ich werde wieder zweimal wöchentlich Sport machen, was langfristig meinen Blutdruck senken wird.
Wenn die Klinik den »Bach runter geht«, habe ich am Markt keine Chance mehr. Vielleicht sollte ich besser vorher den »Absprung« machen.	Ich bin ein Mann in besten Jahren, mit über 10 Jahren Führungserfahrung, jede Klinik wird mich mit Kusshand nehmen. Dennoch stecke ich meine Energie jetzt in diese Klinik, weil es eine spannende Herausforderung ist.

Herr Leonrod fest, dass seine Sorgen unrealistisch groß sind und passt diese im nächsten Schritt der Realität an. Nach einer Imaginationsübung mit dem Thema »*Was könnte bestenfalls passieren?*« findet dann ein Reframing der alten Überzeugungen statt (◻ Tab. 2.2).

Dann wird Herr Leonrod gebeten, jede neue Überzeugung klar und deutlich auszusprechen, bis er die positive Energie spürt, die mit diesem Satz verbunden ist. Um das Sportvorhaben ernsthaft umzusetzen, verabredet sich Herr Leonrod mit seinem Freund und macht zwei feste Tennistermine wöchentlich mit ihm aus.

Während Herr Leonrod zu Beginn des Coachings kraftlos und mit hängenden Schultern da saß, hat er sich jetzt gestrafft und verabschiedet sich zuversichtlich und mit festem Händedruck. Nach zwei Stunden gemeinsamer Arbeit wirkt dieser Geschäftsführer wie umgewandelt.

Was bleibt also zu tun, wenn das Selbstwertgefühl im Keller ist? Hier eine kleine Checkliste:

▬ Überprüfen Sie, woher das schlechte Selbstwertgefühl kommt, indem Sie sich Ihre Gedanken bewusst machen.

— Notieren Sie alle Überzeugungen, mit denen Sie sich selbst aus-
  bremsen.
— Prüfen Sie diese Gedanken auf Realitätsbezug (oft hat ein sol-
  cher Pessimismus irgendwann Sinn gemacht, ist aber aktuell
  nicht mehr notwendig).
— Reframen Sie die alten Glaubenssätze in positive und kraftvolle
  Überzeugungen.
— Laden Sie die neuen Überzeugungen mit Energie auf (wieder-
  holen Sie diese in überzeugendem Tonfall).
— Wenn die alten Überzeugungen wieder aktiv werden, begrenzen
  Sie die Zeit für diese Gedanken und nehmen sich dann mehr
  Zeit für Gedanken darüber, was Sie gut können und was Ihnen
  leicht gelingt.

Fazit: Aus alt mach neu!
Ein schlechtes Selbstwertgefühl ist die Folge von negativen Gedanken über sich selbst. Wenn Gedanken oft wiederholt werden,
werden daraus Überzeugungen. Ein effektives Mittel dagegen ist
das Beobachten und Unterbinden dieser Überzeugungen. Dazu
gehört eine gute Portion Selbstkontrolle und Disziplin (weiter zu
jammern ist anfangs einfacher, als neue Gedanken zu produzieren). Um neue Überzeugungen zu verinnerlichen, ist es notwendig,
diese oft zu denken.

Mit anderen Worten: beschneiden Sie Ihre Zeit mit negativen
selbstbezogenen Gedanken und nehmen Sie sich bewusst Zeit
für Gedanken über Dinge, die Sie gut können und die Ihnen leicht
gelingen.

Zwischen Selbstbehauptung und Einfühlung

Um erfolgreich zu verhandeln, bedarf es sowohl einer Portion
Selbstbehauptung als auch der Fähigkeit, sich in das Gegenüber
einzufühlen. Kilmann u. Thomas [37] haben hierzu ein anschau-
liches Modell entwickelt (◻ Abb. 2.2; [3][11][37]).

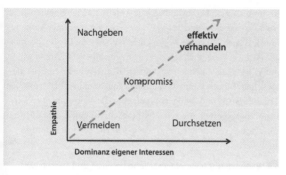

◻ Abb. 2.2 Modell von Kilmann-Thomas

Beim **Vermeiden** kommt keine Kooperation zustande. Hier wird vertagt oder ausgesessen, was einer unprofessionellen Haltung entspricht.

Bei einem **Kompromiss** gewinnen beide Parteien etwas hinzu, müssen aber auch beide auf etwas verzichten. Wenn der Verlust zu groß ist, sprechen wir von einem faulen Kompromiss.

Verhandlungspartner mit dominanter Selbstbehauptung **setzen ihre eigenen Interessen** auch gegen den Willen des Gegenübers **durch**.

Verhandlungspartner mit einem hohen Einfühlungsvermögen bei gleichzeitiger Missachtung der eigenen Interessen tendieren zum **Nachgeben**.

Effektives Verhandeln hält die Balance zwischen Selbstbehauptung und Empathie und strebt eine Win-win-Lösung an.

2.2 Das Erfolgsinstrument: professionelle Kommunikation

Es genügt nicht, dass man zur Sache spricht. Man muss zu den Menschen sprechen. (Stanislaw Jerzy Lec, 1909–1966)

Kommunikation hat sowohl verbale Anteile als auch nonverbale, so
wie Körpersprache und Tonlage. Der verbale Anteil einer Verhandlung lässt sich mit guten Argumenten vorbereiten. Die Körpersprache ist dabei wesentlich schwerer »vorzubereiten«. Während wir
mit Worten lügen können, sagt unsere Körpersprache zumeist die
Wahrheit. Mimik, Gestik und Stimmfrequenz sind oft zum größten
Teil unbewusst und wenig manipulierbar. Deshalb empfehlen Ver-
handlungsexperten, wie z. B. Matthias Schranner [56], die Körpersprache des Verhandlungspartners genau zu beobachten und zu
analysieren.

> ❯ Wenn wir uns unserer Einstellung bewusst sind, wissen wir
> auch, welche nonverbalen Signale wir in Verhandlungen senden.

Unprofessionelle Kommunikation ist kostenintensiv

Es gibt mittlerweile einige interessante Studien, die aufzeigen, dass
unprofessionelle Kommunikation im Gesundheitswesen teuer ist
[9][26][57]. So untersuchten Brenner u. Bartholomew [9] die Unterlagen einer amerikanischen Ärzteversicherung, bei denen Brust-
krebspatientinnen ihre Radiologen verklagt hatten. Bei allen Patienten war es infolge einer Fehlkommunikation zu einer Fehlbehand-
lung gekommen. Es lag keine Fehldiagnose vor, sondern Informationen waren missverständlich weitergegeben worden. Das Ergebnis
der Studie war, dass die durchschnittliche Entschädigungszahlung
für grundlegende Kommunikationsfehler bei Radiologen zwischen
$ 228.000 und $ 236.000 lag. Gemessen an der Gesamthöhe von
Schadensregulierungen an Kläger waren solche Zahlungen 15-mal
so hoch wie bei erfolgreicher Kommunikation.

Der Internist Linus Geisler sieht hier bei Ärzten ein generelles
Problem ([22], S. 3). Da Mediziner sich oft nicht richtig mitteilen
können, seien Patienten von Visiten häufig enttäuscht. »*Ein wesent-
licher Grund für die kommunikative Inkompetenz vieler Ärzte ist
eine defizitäre Ausbildung*«, so Geissler. Wenn wir uns das Studium
der deutschen Mediziner ansehen, müssen wir feststellen, dass Ge-

sprächsführung dort keine Rolle spielt. Holländische Studenten dagegen haben extra eingerichtete **Skills-Labs**, also Labore, in denen kommunikative Fähigkeiten geübt werden können. Fester Ausbildungsbestandteil der Mediziner an der Universität Maastricht ist das Führen von Anamnesegesprächen vor laufender Kamera. Diese Gespräche werden dann mit dem Professor analysiert und besprochen.

Die **WINEG-Studie** [60] der Techniker Krankenkasse zur Patientenzufriedenheit mit Medizinern weist nach, dass es deutliche Verbesserungspotenziale gibt bezüglich:

- der Information des Patienten,
- der Kommunikation mit dem Patienten,
- der Einbeziehung des Patienten in die Entscheidungsfindung.

Dabei hat eine Gesprächsführungskompetenz bei Ärzten nicht nur für Patienten eine positive Wirkung, sondern auch für die Mediziner selbst. Maguire et al. [42] konnten nachweisen, dass eine professionelle Kommunikation von Ärzten die eigene subjektive Belastung verringert, die Stressbelastung senkt, die berufliche Zufriedenheit erhöht und die Neigung zu Depressionen und Ängsten reduziert.

Auch bei Pflegefachkräften gibt es jede Menge Entwicklungspotenzial in Bezug auf Gesprächsführung. So stellt Tewes [60] fest, dass unprofessionelle Kommunikation oft den Pflegealltag beherrscht. Linda Aiken et al. [2] weist in ihrer Untersuchung nach, dass Personalengpässe bei Pflegekräften sowohl die Fehlerquote als auch die Sterblichkeitsrate der Patienten erhöht. Wenn weniger Pflegekräfte mehr Patienten zu versorgen haben, bleibt die Kommunikation auf der Strecke. (▶ Top im Job: Tewes: »Wie Bitte?«)

Erlernen professioneller Kommunikation

Kaiser Permanente ist eine große Gesundheitsorganisation in den USA mit mehr als 167.000 Angestellten, davon allein 14.500 Medi-

ziner. Sie haben ermittelt, dass Mediziner zwischen 120.000 und
160.000 Anamnesegespräche im Verlauf ihres Lebens führen. Kaiser Permanente vertritt die Meinung, dass deshalb selbst kleine
Verbesserungen an der Effektivität dieser Gespräche bedeutsame
Auswirkungen auf das Ergebnis, die Zufriedenheit und die Kosten
haben [21].

Das Besondere an Kaiser Permanente ist, dass sie schon vor
über 20 Jahren ein Kommunikationsmodell flächendeckend eingeführt und dessen Auswirkungen systematisch begleitend erforscht
hat. Für Mediziner wurde das sog. **Four-habit-Model** eingeführt,
und jeder Arzt dieser Organisation muss seine Kommunikation auf
diese vier Verhaltensweisen hin schulen. Ein relativ simples Modell
mit großen Auswirkungen. Diese Langzeitstudie hat gezeigt, dass
teure Missverständnisse reduziert wurden und die Zufriedenheit
der Patienten und Mediziner gestiegen ist [59].

Neben der inhaltlichen Auseinandersetzung in einer Verhandlung spielt das Beziehungsmanagement **die** entscheidende Rolle.
Das Erreichen gegenseitigen Verstehens hat oberste Priorität. Gefördert wird ein solches Verständnis durch (in Anlehnung an [3],
S. 48):

— aktives Zuhören,
— Rückfragen bei Unklarheiten,
— selbst klar und deutlich kommunizieren,
— Fragen zum Prozess, den Zielen, den Interessen etc.
— Zusammenfassen des bisher Gesagten (Paraphrasieren),
— Spiegeln des Gesprächspartners oder
— Perspektivwechsel im Gespräch.

Im Folgenden seien die Begriffe aktives Zuhören, Paraphrasieren,
Spiegeln und Perspektivwechsel beschrieben.

Aktives Zuhören klingt leichter als es ist. Denn wir sind es gewohnt, mitten im Gespräch »abzudriften« und mit den eigenen Gedanken woanders zu sein. Zumeist bemerken wir das selbst nicht,
sind sogar der Meinung die ganze Zeit »aufgepasst« zu haben ([61],
S. 54 f). Beim aktiven Zuhören beteiligt man sich mit verschiedenen

Techniken aktiv am Gespräch. Zu diesen Techniken zählen z. B. das Rückfragen, das Zusammenfassen mit eigenen Worten, das Bestätigen durch Kopfnicken oder Murmeln von »hm«.

Paraphrasieren bedeutet, dass das Gesagte mit eigenen Worten wiederholt wird. Früher wurde diese Technik als »Papageiensprache« verunglimpft. Heute wissen wir dieses Vorgehen zu schätzen, da es viele Zwecke gleichzeitig erfüllt ([61], S. 56). Neben dem Aufbau von Vertrauen, wird eine Rückmeldung gegeben, wie eine Botschaft angekommen ist. Durch Paraphrasieren können Missverständnisse geklärt und Inhalte versachlicht werden

Beim **Spiegeln** wird – ähnlich dem Paraphrasieren – eine Rückmeldung gegeben, deren Betonung jedoch auf dem emotionalen Aspekt des Gesagten liegt. Gefühle, die zwischen den Zeilen auftauchen, aber nicht benannt werden, kommen beim Spiegeln zur Sprache. Unausgesprochene Emotionen zu benennen, kann in Verhandlungen einen entlastenden Charakter haben.

Verhandlungspartner A: »*Beim letzten Gespräch wollten Sie mich über den Tisch ziehen, weil Sie nicht die ganze Wahrheit gesagt haben. Einige Zahlen haben Sie einfach unterschlagen.*«

Verhandlungspartner B **spiegelt**: »*Es hat Sie geärgert, dass ich letzte Woche nicht alle Informationen zum Projekt mitgeteilt habe?*«

Wenn die emotionale Seite im Gespräch geleugnet wird, verschafft sie sich oft an unerwarteter Stelle Gehör. Rechtzeitig thematisiert können Gefühle leichter gelenkt werden.

Der **Perspektivwechsel** lädt ein, den Verhandlungsgegenstand aus einem anderen Blickwinkel zu betrachten. Gerade in festgefahrenen Gesprächen ist es gut, die Betrachtung zu verlagern. Statt also aus der Perspektive von Verhandlungspartner A oder B zu urteilen, könnten Sie sich fragen, was wohl Ihre Kunden dazu sagen würden, wie der Markt darauf reagieren könnte oder was wohl der Betriebsrat dazu sagt. Ein Perspektivwechsel kann eine notwendige Distanz verschaffen oder Kreativität hervorlocken.

Selbstcheck vor einer Verhandlung
1. Wie ist mein Selbstwertgefühl (okay – nicht okay)?
2. Wie nehme ich meinen Gesprächspartner wahr (okay – nicht okay)?
3. Wie ist meine Beziehung zu meinem Gesprächspartner (unbelastet – gestört)?
4. Wie sehr bin ich bereit, mich in mein Gegenüber hinein zu versetzen(empathisch – egozentrisch)?
5. Wie sehr bin ich bereit, für dieses Gespräch Interesse zu zeigen (Interesse – Desinteresse)?
6. In welchem Maß bin ich bereit, ehrlich zu sein (ehrlich – verschlagen)?

2.3 Unterschiedliche Charaktere

Verhandlungstypen

Menschen gehen ganz unterschiedlich an Verhandlungen heran. Matthias Schranner ([56], S. 58) unterscheidet vier verschiedene Verhandlungstypen:

- **Pragmatiker:** Menschen mit pragmatischer Vorgehensweise beziehen sich auf Daten, Zahlen, Fakten und logische Entscheidungsstrukturen. Sie gehen systematisch vor und sind insofern »berechenbar«. Pragmatiker sorgen in Verhandlungen selten für Überraschungen.
- **Emotionale Verhandlungsführer:** Menschen mit emotionaler Verhandlungsführung sind gute Beobachter und nehmen Informationen intuitiv wahr. Sie können also gut »zwischen den Zeilen« lesen und verlassen sich auf ihr Bauchgefühl. Emotionen entziehen sich oft einer logischen Schlussfolgerung, was dazu führt, dass diese Menschen für überraschende Entscheidungen sorgen können.

━ **Schnelle Umsetzer**: Diese Menschen mögen keine langwierigen Verhandlungen und bevorzugen schnelle Entscheidungen, um zügig die nächsten Dinge angehen zu können. Sie haben oft ein Faible für das Projektmanagement.

━ **Abwartende Umsetzer**: Diese Menschen tun sich schwer mit Entscheidungen und zaudern bei der Umsetzung. Sie gehen selten proaktiv an die Verhandlung, sondern warten eher die Vorschläge des Gegenübers ab.

Die wichtigsten Charaktereigenschaften beim erfolgreichen Verhandeln

Michael Donaldson [15] hat zehn bedeutsame Charaktereigenschaften ermittelt, die für ein erfolgreiches Verhandeln notwendig sind (◘ Abb. 2.3; [15]). Einig sind sich die guten Verhandlungsführer darin, dass respektvolle Kommunikation und Fairness die wesentliche Grundlage für das Verhandeln bieten.

✅ Praxistipp
Hier können Sie selbst testen, welcher Verhandlungstyp Sie sind: http://www.topos-online.at, Menüpunkt »Persönlichkeit«

Geschlechtsspezifisches Verhalten in Verhandlungen

In verschiedenen Untersuchungen konnte aufgezeigt werden, dass Männer konkurrenzbetonter verhandeln und eigene ökonomische Interesse stärker in den Vordergrund stellen. Frauen dagegen verhalten sich sozialer und sind vorsichtiger, sich auf Kosten des anderen zu bereichern [23][48].

Frauen verdienen auch heute noch bei gleicher Arbeit oft weniger als Männer. Ein Grund dafür liegt in den Gehaltsverhandlungen, bei denen sich Frauen schneller zufrieden geben und weniger risikobereit sind als Männer. So sind Frauen eher bereit, ein Fixgehalt zu akzeptieren, statt sich für eine leistungsabhängige Bezahlung zu entscheiden [64].

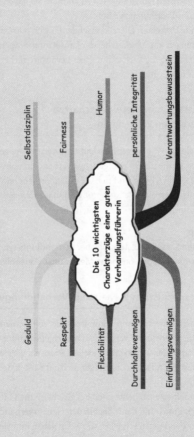

■ Abb. 2.3 Mindmap: Charaktereigenschaften beim Verhandeln

Um zu verstehen, warum Männer und Frauen in Verhandlungen so unterschiedlich »ticken«, lohnt sich ein kleiner Ausflug in die Identitätsforschung. Carol Gilligan [24] ist es in ihrer wegbereitenden Forschung zur Moralentwicklung bei Frauen und Männern gelungen, die Unterschiede in der männlichen und weiblichen Identitätsentwicklung deutlich zu machen. Während Frauen durch Bindung – also bezogen auf andere Menschen – ihre geschlechtliche Identität erlernen, erfahren Männer dies durch Trennung, bzw. Individuation.

Auch Ulrike Schmauch [54] kommt in ihrer Studie »Anatomie und Schicksal« zu dem Ergebnis, dass die frühkindliche Ablösung des Jungen von seiner Mutter und das Hinwenden zum Vater eine maßgebliche Rolle für die Persönlichkeitsentwicklung spielt. Während die Tochter immer in der Bindung mit der Mutter bleibt, um ihre weibliche Identität zu erlangen, wird aus dem Jungen nur dann ein Junge, wenn dieser sich von der Mutter ablöst. Hinzu kommt die gesellschaftliche Formung von Menschen, die Aggressionen bei Männern eher toleriert als bei Frauen.

❯ Deshalb empfiehlt Cornelia Topf den Frauen, dass diese in Gehaltsverhandlungen freundlich aber bestimmt darauf hinweisen, dass es nicht um irgendwelche Gefühle oder die Lage des Unternehmens geht, sondern um die eigene Leistung und deshalb ein höheres Gehalt angemessen wäre [64].

Eine typische Stärke von Frauen in Verhandlungen liegt in ihrer Fähigkeit zur Selbstreflexion, die selten zur Illusion der Überlegenheit führt (das genannte Beispiel mit Frau Sievert gehört da eher zu den Ausnahmen). Auch achten Frauen tendenziell eher darauf, die Gegenseite nicht über den Tisch zu ziehen, was spätere Geschäftskontakte oft vereinfacht [67].

Der Verhandlungstrainer Matthias Schranner sieht das allerdings ganz anders. Er ist der Meinung: »*Nur durch das Einsetzen von Macht und Druck kommen Sie auf Augenhöhe und somit in eine langfristige Partnerschaft.*« Mit diesen Worten belegt er ein klassisch männliches Weltbild ([56], S. 34).

Wenn der Chef kleiner ist

Frau Eichinger (48) ist Personalleiterin in einer Klinik mit 670 Ange-stellten. Mit ihrem Geschäftsführer (47) hat es im letzten Jahr im-mer mal wieder Missverständnisse gegeben, die Frau Eichinger klären möchte. Um sich auf ein solches Gespräch vorzubereiten, nimmt sie eine Sitzung bei einem Coach in Anspruch.

Die Personalleiterin bespricht mit ihrem Coach die Situation. Früher hätte sie zum Geschäftsführer einen ausgesprochen guten Kontakt gehabt. Als sie neu in diese Stadt gezogen war, habe er mit ihr eine Stadtführung gemacht und sei ihr auch sonst ein guter Kollege gewesen. Damals war er noch, wie sie auch, in der Verwal-tung tätig. Nach einem kürzeren Wechsel in eine andere Einrich-tung sei er dann vor vier Jahren als Geschäftsführer zurück in ihre Klinik gekommen. In dieser neuen Position habe er sich durchset-zen müssen, was ihm wohl nicht so leicht gefallen sei.

Als es in der Personalabteilung zu Ungereimtheiten kam, die sich erst später aufklärten (einer ihrer Mitarbeiter hatte falsche Be-rechnungen angestellt, die für Unruhe sorgten), hatte der Ge-schäftsführer sie kurzerhand des Amtes als Personalleiterin verwie-sen und ein anderer Kollege wurde vorübergehend mit dieser Lei-tungsposition betraut. Dieser Kollege war für diese Aufgabe nicht ausreichend qualifiziert, was immer wieder zu Fehlern führte und für Unzufriedenheit bei den Mitarbeitern sorgte. Deshalb setzte der Geschäftsführer Frau Eichinger nach einem halben Jahr wieder als Personalleiterin ein.

Obwohl der Geschäftsführer zu Frau Eichinger freundlich ist, hört sie von ihren Kollegen, dass er sich hinter ihrem Rücken nega-tiv über sie äußert und schnell ungehalten wird, wenn ihr Name fällt. Frau Eichinger hat eigentlich nichts gegen den Mann. »*Er ist im Grunde ein liebenswerter Mensch und hat nur wenig Ahnung vom Führungsgeschäft. Dennoch hat mich die Art, wie er mit mir umge-gangen ist, verletzt. Obwohl er feststellen musste, dass ich nicht für den Fehler verantwortlich war, den er mir unterstellte, hat er sich nie dafür entschuldigt.*«

Das Ereignis liegt zwei Jahre zurück, steht aber immer noch wie eine unsichtbare Wand zwischen ihnen. Da die Klinik sich für einige Change-Management-Prozesse entschieden hat, müsse Frau Eichinger nun enger mit ihrem Geschäftsführer kooperieren. Um keine weiteren Missverständnisse aufkommen zu lassen, will sie nun ein Gespräch mit ihm herbeiführen, um mit ihm zu bereinigen, was damals war und einen gemeinsamen Neuanfang mit offener direkter Kommunikation zu initiieren.

Ihr Coach bietet ihr an, das Gespräch mit ihm zu üben, bevor sie den Geschäftsführer direkt anspricht. Damit ist sie einverstanden. Der Coach nimmt hinter einem Schreibtisch Platz und Frau Eichinger klopft an die Tür und kommt herein. Sie schüttelt dem GF/Coach die Hand und setzt sich ihm gegenüber. Dabei rutscht sie körperlich nahezu in sich zusammen und macht sich klein.

In der Nachbesprechung teilt ihr der Coach die Beobachtung mit, dass sie sich am Beginn dieses Gespräches körperlich so klein gemacht habe. »*Ja,*« sagt Frau Eichinger, »*mein Chef ist einen Kopf kleiner als ich, und da möchte ich ihm nicht noch das Gefühl geben, er habe eine große starke Frau vor sich, die ihm Angst machen kann.*« Der Coach darauf: »*Verstehe, aber wissen Sie, was Sie dabei bei mir ausgelöst haben? Ihre Haltung war einfach unnatürlich für mich, irgendwie nicht echt, und das hat mich misstrauisch gemacht. Ich dachte, oh je, jetzt musst du aufpassen! Die will dich irgendwie manipulieren. Das ist keine gerade und aufrechte Haltung, die führt etwas im Schilde.*«.

Frau Eichinger ist sprachlos. Mit dieser Rückmeldung hätte sie nie gerechnet. Diese gebeugte Haltung hatte sie sich mit ihrer Körpergröße von 1,75 m im Laufe ihres Lebens angeeignet, wenn sie mit kleineren Männern zu tun hatte. Und nun hört sie, dass diese scheinbar einfühlsame Haltung beim Gegenüber Alarmglocken auslöst.

Sie spielen das Gespräch noch einmal mit aufrechter Haltung von Frau Eichinger durch und stellen fest, dass sich beide wohler dabei fühlen. Am Tag des echten Gespräches mit ihrem Geschäftsführer zieht Frau Eichinger mutig ihre hohen Absatzschuhe an und geht selbstbewusst an diese Situation heran. Es gelingt ihr, mit dem Geschäftsführer die alten Dinge anzusprechen, für die er sich sogar entschuldigt und beide sind bereit, die Arbeitsbeziehung zukünftig nicht mehr zu gefährden. Beide wollen bei Unklarheiten das direkte Gespräch suchen. (▶ Top im Job: Quernheim: »Und jetzt Sie!«)

Fazit

Mit der richtigen Einstellung gehen Sie ans Verhandeln, wenn:

- Sie über ein gesundes Selbstbewusstsein verfügen und sich respektvoll verhalten,
- die Balance zwischen Selbstbehauptung und Einfühlung ins Gegenüber stimmt,
- Sie die Grundregeln professioneller Kommunikation einhalten,
- Sie sich auf die verschiedenen Verhandlungstypen einstellen,
- Sie sich bewusst machen, dass Männer und Frauen unterschiedlich verhandeln können.

Diese Fehler können Sie vermeiden

Der Profi macht neue Fehler. Der Dummkopf wiederholt seine Fehler. Der Faule und Feige macht gar keine Fehler. (Oscar Wilde, 1854–1900)

Im HNO-OP schlagen die Wellen hoch

Gemeinsam mit dem Oberarzt Dr. Sing bespricht der Leiter des Pflegeteams Herbert Kraft täglich den OP-Plan für den kommenden Tag. Ein großer Teil der Operationen sind dabei geplante Routinen. Der Operationssaal wird von den zwei HNO-Ärzten des Hauses, dem Oberarzt, dem Chefarzt und darüber hinaus von zwei Belegärzten benutzt. Um den Saal ideal auszunutzen, ist eine gute Planung erforderlich.

Regelmäßig wird jedoch vergessen, alle Termine dem pflegerischen OP-Leiter mitzuteilen. Das hat zur Folge, dass sich die OP-Zeiten verlängern, bis spät in den Abend operiert wird und einige Operationen verschoben werden müssen. Die Patienten auf den Stationen warten dann lange nüchtern, bis ihnen mitgeteilt wird, dass sie heute gar nicht operiert werden. Das pflegerische OP-Team fühlt sich – wegen der vielen Überstunden – ausgezehrt. Die Patienten sind verärgert. Beides wirkt sich negativ auf die Patienten- und Mitarbeiterbefragung aus.

Die Pflegedienstleitung konfrontiert Herrn Kraft mit diesem Ergebnis und hält ihm vor, nicht durchsetzungsstark zu sein. Angefeuert durch dieses Gespräch stürmt der OP-Leiter das Büro des Oberarztes und sprudelt los:

Herr Kraft: »*Jetzt reicht es mir! Weil Sie Ihre Ärzteschaft nicht unter Kontrolle haben, beschweren sich die Patienten und mir bricht das gesamte OP-Personal weg. Die Überforderung durch ständige Überstunden macht meine Mitarbeiter krank. Kaum steht der OP-Plan, werden*

▼

hinter meinem Rücken Absprachen getroffen, die alles wieder umwerfen! So kann doch keiner arbeiten! Wenn das nicht aufhört, schmeiße ich auch noch das Handtuch!«

Analyse des Fallbeispiels mit der OP-Leitung Herrn Kraft

Aus diesem Fall lässt sich viel lernen, da Herr Kraft kaum einen Fehler ausgelassen hat (◘ Abb. 3.1). Auch die Pflegedienstleitung ist kein Verhandlungsvorbild, sondern trifft mit ihrer Kritik Herrn Kraft dort, wo es ihm wehtut: bei seiner angeblich fehlenden Stärke.

- Die Pflegedienstleiterin beschämt ihre OP-Leitung, indem sie ihm fehlende Durchsetzungsfähigkeit vorwirft. Wenn sie einfach nachgefragt hätte, was Herr Kraft benötigt, um die Unzufriedenheit der Mitarbeiter und Patienten zu ändern, hätte dieser sich mit ihr gedanklich auf ein Verhandlungsgespräch mit dem Oberarzt vorbereiten können. Beschämungen sind das beste Mittel zur Demotivation von Mitarbeitern.

- Herr Kraft bereitet sich nicht systematisch auf ein Gespräch mit dem Oberarzt vor, sondern überfällt diesen regelrecht. Statt zuzuhören, redet er sich in Rage.

- Statt Dr. Sing zu fragen, wie sie diese Herausforderung gemeinsam meistern können, beschimpft er ihn mit »*er hätte seine Ärzte nicht unter Kontrolle*«. Damit findet eine sog. **Verschiebung** statt, d. h. Herr Kraft gibt die Kritik seiner Pflegedirektorin unreflektiert an den Oberarzt weiter.

- Mit der Formulierung, dass »*Absprachen hinter seinem Rücken getroffen werden*« unterstellt Herr Kraft seinem Oberarzt ein strategisch unkooperatives Verhalten, statt vorsichtig nachzufragen, ob an seiner Vermutung etwas dran sein könnte.

- Abschließend droht Herr Kraft noch mit einer Kündigung. Dieses Vorgehen ist wenig professionell, da sie das Problem nicht löst und lediglich die eigene Karriere bedroht.

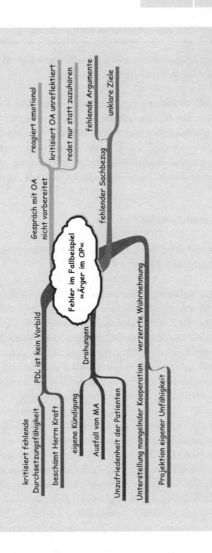

□ Abb. 3.1 Mindmap: Fehler im Fallbeispiel »Ärger im OP«

3.1 Ineffektives Verhalten in Verhandlungen

Erfahrung heißt gar nichts. Man kann seine Sache auch 35 Jahre
schlecht machen. (Kurt Tucholsky, 1890–1935)

Gleichwohl Verhandlungen ein wichtiger Bestandteil der Führungs-
arbeit sind, werden Führungskräfte nur selten systematisch im Verhandlungsmanagement geschult. Da wundert es nicht, wenn viele
Verhandlungen ineffektiv sind. Die Wahrnehmung kann uns dabei
viele Streiche spielen. Zugleich ist unsere Wahrnehmung in hohem
Maße manipulierbar. Die häufigsten Fehler seien hier aufgeführt.

Reden statt Zuhören

Solange man selbst redet, erfährt man nichts. (Marie von Ebner-
Eschenbach, 1830–1916)

Alle guten Verhandlungsführer empfehlen genaues Hinhören, statt
den Verhandlungspartner zuzutexten. Wortgewaltige Rededuelle
heizen eher die Emotionen an, als dass diese die Verhandlung voran
bringen. Matthias Schranner [56] empfiehlt in den Verhandlungen
den Gesprächspartner zunächst mit Fragen aller Art zu löchern
und alles zu notieren, **was** er sagt und **wie** er es sagt. Gegebenenfalls
sollten Zitate wortwörtlich mitgeschrieben werden, um den Gegner
besser analysieren oder diesen später in Widersprüche verwickeln
zu können.

Im Gesundheitswesen kann fehlendes Zuhören tödliche Folgen
haben. Untersuchungen bestätigen, dass beim Erstellen der Diagnose mehr Fehler passieren (39%) als bei der Therapie (25%). Jörg
Blech [7] deckt in seinem Spiegel-Artikel auf, welche Konsequenzen fehlendes Zuhören der Mediziner für die Patienten hat. Dabei
zeigt sich eine Reihe von Denkfehlern bei Medizinern, die zu Fehl-
diagnosen führen. Wenn z. B. bereits zuvor ein Arzt eine falsche
Diagnose gestellt hat, wird diese später selten in Frage gestellt. Das

führte allein in den USA zu 80.000 Todesopfern durch eine Fehldiagnose [7].

In Görlitz wurden sämtliche Menschen, die binnen eines Jahres verstarben, obduziert (insgesamt 1.327). Das Ergebnis war erschütternd, denn bei 37% der Toten stimmte der Obduktionsbefund nicht mit der gestellten Diagnose überein. Eine ähnliche Diskrepanz zeigte sich bei Untersuchungen der Universität Kiel. Hier blieben z. B. 60% der Lungenembolien unentdeckt und wurden erst durch die Obduktion nachgewiesen [7].

❯ Gute Führungskräfte haben gelernt zuzuhören, statt die Mitarbeiter einseitig mit Informationen zu überschütten. Das gilt auch für eine gute Verhandlungsführung. Die Beobachtung des Gegenübers und genaues Hinhören sind wichtig für den weiteren Verhandlungsverlauf.

Was und **wie** der Verhandlungspartner spricht, kann Ihnen wertvolle Informationen geben über:

– die verwendeten Argumente,
– die Beziehung des Verhandlungspartners zu Ihnen,
– die Bedeutung des Verhandlungsgegenstands für Ihren Gesprächspartner,
– die aktuelle Stimmung und Befindlichkeit Ihres Gegenübers,
– die Dringlichkeit möglicher Entscheidungen.

Während wir auf der verbalen Ebene lügen können, ist das auf körpersprachlicher Ebene nur schwer möglich. Deshalb ist es sinnvoll, insbesondere die Mimik, Gestik und körperliche Haltung ihres Verhandlungspartners zu studieren, um die wahre Intention zu ergründen.

Positionen vertreten, statt Interessen zu erkunden

Beide Verhandlungsparteien gehen mit ihren Zielen ins Gespräch, die in Positionen zum Ausdruck kommen [20]. Der Mitarbeiter will mehr Lohn haben und der Arbeitgeber möglichst wenig Lohn zahlen. Die Position des Mitarbeiters ist dann »*Ich will mehr Lohn.*«. Damit wissen wir jedoch noch nicht, warum er mehr Lohn will, was also sein eigentliches Interesse hinter dieser Position ist. Mögliche Interessen könnten sein:

- der Mitarbeiter baut ein Haus und braucht mehr Geld,
- der Mitarbeiter fühlt sich mit seinen Kompetenzen und seinem Engagement nicht gesehen und will mehr Wertschätzung.

Erst wenn der Arbeitgeber das eigentliche Interesse ermittelt hat, kann er sinnvoll argumentieren und mögliche Angebote machen. Beim ersten Interesse geht es um Geld, und damit konzentriert sich die Verhandlung auf den Lohn. Beim zweiten Interesse geht es jedoch um fehlende Wertschätzung, die auch auf andere Weise erfahren werden kann. Hier hat der Arbeitgeber die Möglichkeit, seinen Mitarbeiter mit mehr Kompetenzen auszustatten, ihm wichtige Aufträge zu geben oder seine Arbeit regelmäßig durch Lob anzuerkennen. Der Verhandlungsspielraum beim zweiten Interesse ist also für den Arbeitgeber deutlich größer als beim ersten.

Als Beispiel hierzu wird gern der Fall mit den zwei Schwestern zitiert, die sich um eine Orange streiten [20]. Deshalb soll er auch an dieser Stelle eingebracht werden.

Der Orangenstreit: ein Klassiker

Zwei Schwestern streiten sich um eine Orange, die letzte, die sich im Obstkorb befindet. Beide wollen sie unbedingt allein für sich haben. Schließlich teilen sie die Orange.

Die eine Schwester ist ihre Hälfte und schmeißt die Schale weg. Die andere benutzt von ihrer Orangenhälfte die Schale zum Kuchenbacken und wirft das Innere weg.

Wenn sich beide über ihre Interessen ausgetauscht hätten, statt in ihren Positionen zu verhaften, hätten sie schließlich mehr haben können.

Dieses Beispiel weist darauf hin, dass in vielen Verhandlungen die Gesprächspartner mit einer Hälfte herausgehen, obwohl sie mehr hätten bekommen können. Das ist genau das, was wir unter einem falschen Kompromiss verstehen. Bühring-Uhle et al. [11] sprechen hier von einem Nullsummenspiel. Damit ist die Vorstellung gemeint, dass jeder Gewinn der einen Seite automatisch als Verlust auf der anderen Seite gesehen wird. Doch die meisten Verhandlungen im Leben sind keine Nullsummenspiele, sondern beinhalten verschiedene Interessen hinter den Positionen, für die kreative Lösungen möglich sind ([11], S. 6 f).

Vermischen von Person und Sache

Wenn die Wogen in einer Verhandlung hoch schlagen, passiert es leicht, dass die inhaltliche Auseinandersetzung entweder persönlich genommen oder ein aufkommendes Problem personalisiert wird. Dann ist es wichtig, die Sach- und Beziehungsebene voneinander zu trennen und sich zu disziplinieren, die Verhandlungsgegenstände einzeln und systematisch themen- und interessenorientiert zu bearbeiten.

Verzerrung der Wahrnehmung

Wir wissen, dass alles, was wir Menschen von der dinglichen Welt wahrnehmen, niemals wirklich so ist, wie wir es sehen oder verstehen. (Giorgio Morandi, 1890–1964)

Der menschliche Intellekt strebt grundsätzlich nach Harmonie und will Widersprüche vermeiden. Wenn wir einer großen Menge von Informationen ausgesetzt sind, entsteht das natürliche Bedürfnis, diese in Einklang zu bringen, was auch als **kognitive Konstanz** bezeichnet wird. Dabei kann leicht der Fehler selektiver Wahrnehmung einsetzen, wobei nur ein stimmiger Teil der Informationen aufgenommen und der Rest ausgeblendet wird. Dieses führt zu einer Wahrnehmungsverzerrung, die in Verhandlungen drei unterschiedliche Illusionen auslösen kann ([11], S. 41):

- die Illusion der Überlegenheit gegenüber anderen Menschen (im Sinne von »*Ich bin okay, du bist nicht okay.*«),
- die Illusion der Gewissheit in Bezug auf die eigene Wahrnehmung (im Sinne von »*Ich weiß Bescheid.*«),
- einem illusorischen Optimismus (im Sinne von »*Ich werde gewinnen.*«).

Die Illusion der Überlegenheit konnte in vielen Untersuchungen belegt werden [4]. Bei einigen Berufsgruppen scheint diese Illusion sogar überproportional vor zu herrschen. So halten sich 90% der Professoren für überdurchschnittlich gut, was ihnen allerdings von den Studierenden nicht gespiegelt wird [17]. Tendenziell neigen wir dazu, Erfolg den eigenen Fähigkeiten zuzuschreiben und für Misserfolg ungünstige Umstände heranzuziehen [70].

Möglichkeiten, sich der Realität anzunähern, sind Wahrnehmungsabgleiche und Perspektivwechsel. Der **Wahrnehmungsabgleich** wird durch Spiegeln und aktives Zuhören erreicht. Beim Spiegeln wird das Gesagte des Gegenübers auf damit verbundene Emotionen überprüft, um die Gefühle zwischen den Zeilen zum Ausdruck zu bringen [61].

Beim **Perspektivwechsel** versetzt man sich in das Gegenüber und beurteilt die Situation aus seiner Sicht. Voraussetzung für einen Perspektivwechsel ist die Fähigkeit, sich in eine andere Person hineinzufühlen oder hineinzudenken, auch Empathie genannt.

Das erste Gebot als Rationalitätsfalle

Regelmäßig werden in einer Verhandlung sog. Wahrnehmungsanker durch ein erstes Gebot gesetzt. In dem Moment, wo einer der beiden Verhandlungspartner seiner Position durch eine Forderung Ausdruck verliehen hat, steht eine »Hausnummer« im Raum, die ihre eigene Dynamik entfaltet. Hierzu ein Beispiel:

Wahrnehmungsanker durch das erste Gebot

Auf einem Flohmarkt wird eine Jugendstillampe angeboten, an der Sie interessiert sind. Sie nehmen die Lampe in Augenschein und sind bereit dafür € 80,– zu zahlen. Der Händler wird auf Sie aufmerksam und lobt sein gutes Stück. Dann teilt er Ihnen mit, dass er die Lampe für € 150,– abgeben würde. Diese feste Größe von € 150,– kann bei Ihnen ganz unterschiedliche Gedanken auslösen. Sie können den Preis für übertrieben halten oder Ihre eigene Einschätzung in Frage stellen. Das Gebot kann dazu führen, dass Sie die Lampe nun als wertvoller erleben und sie deshalb noch mehr von ihr angetan sind.

Stellen wir uns vor, der Händler hätte sein Angebot nicht mit € 150,– eröffnet, sondern mit € 40,–. Auch dieses Gebot löst etwas in Ihnen aus. Wenn Sie sich zu den Schnäppchenjägern zählen, greifen Sie vielleicht sofort zu. Es könnte jedoch auch passieren, dass Sie enttäuscht sind, weil der Händler der Lampe weniger Wert beimisst als Sie. Das kann dazu führen, dass auch Sie die Lampe »innerlich entwerten« und daran das Interesse verlieren.

Dieses Beispiel macht deutlich, wie das erste Gebot die Wahrnehmung beeinflusst und eine Dynamik auslöst. Dieser Dynamik kann sich nun niemand mehr entziehen. Deshalb wird für große Verhandlungen empfohlen, das erste Gebot eine Weile zurückzuhalten und zunächst erst die Rahmenbedingungen der Verhandlung festlegen. Es sei denn, Sie verwenden Ihr erstes Gebot als gezielte Taktik [56].

Beeinflussung durch Bezugsrahmen

Ein Bezugsrahmen kann sich in Verhandlungen auf den Verhandlungsort, den Zeitraum oder auch den Inhalt beziehen, der in einem bestimmten Kontext dargeboten wird. Zeit und Ort gut abzustimmen kann deshalb wichtig sein. Der Verhandlungsgegenstand kann unterschiedlich wahrgenommen werden, je nachdem, in welchem Kontext er präsentiert wird. Wenn der Inhalt z. B. mit positiven Gesprächsthemen gruppiert wird, kann er andere Handlungen auslösen, als wenn dieser mit anderen strittigen Themen besprochen wird. Hierzu wurde eine ganze Reihe von Experimenten gemacht.

Abrüstungsvorschlag bewerten
Ein bekanntes Experiment stammt aus den 1980er Jahren. Hier wurde Studierenden der USA ein Abrüstungsvorschlag vorgelegt, den sie bewerten sollten. Allerdings wurde einer Studentengruppe mitgeteilt, dieser Vorschlag stamme vom damaligen Präsidenten der USA Ronald Reagan und einer anderen Gruppe wurde gesagt, dieser Vorschlag stamme vom damaligen Präsidenten der Sowjetunion Michail Gorbatschow.

Bei den US-amerikanischen Studierenden, die davon ausgingen, dass der Vorschlag von Reagan stamme, hielten ihn 45% für ausgewogen und 27% gaben an, er bevorzuge die USA und ebenfalls 27% gaben an, der Vorschlag bevorzuge die Sowjetunion.

Bei den Studierenden, die davon ausgingen, dass der Vorschlag von Gorbatschow stamme, hielten ihn nur 28% für ausgewogen, dagegen waren 56% der Meinung, er bevorzuge die Sowjetunion und nur 16% sahen eine Bevorzugung der USA [50].

Projektion

Bei der Projektion werden Vorschläge oder Einschätzungen nur deshalb abgelehnt, weil diese vom Verhandlungspartner kamen. Dieser, oft unbewusste Mechanismus, kann nur dann unterbrochen werden, wenn einer der beiden Parteien diesen erkennt und das idealisierte Selbstbild in Frage stellt [3]. Beim Projizieren werden eigene Fehler oder Schwächen unbewusst dem Gegenüber zugeschrieben und dort verurteilt. Im Gesundheitswesen ist die Projektion sowohl bei Medizinern als auch bei Pflegefachkräften der Abwehrmechanismus, der am häufigsten eingesetzt wird [34]. Beide Berufsgruppen schreiben sich gegenseitig die Schuld am fehlenden Miteinander zu.

Polarisierung und Simplifizierung

Bei der Polarisierung überwiegt der Eindruck, dass die Gegensätze mehr und mehr zunehmen. Besonders bei erhöhtem Verhandlungsdruck kann dieses Schwarz-Weiß-Denken einsetzen, mit dem Wunsch nach Vereinfachung des Konfliktes. Das wiederum kann eine Simplifizierung auslösen, die in der Situation unangemessen ist.

Wenn Polarisierung oder Simplifizierung eine Verhandlung bestimmen, ist es wichtig, den Druck herauszunehmen, die Verhandlung zu »entschleunigen«, indem Pausen eingelegt werden. Durch Reflexion können die Graubereiche sichtbar und das Schwarz-Weiß-Denken eingedämmt werden.

Ausweitung der Streitgegenstände

Es kann passieren, dass während der Verhandlung unerwartet zusätzliche Streitthemen eingebracht werden. Hier ist es wichtig, sich auf die Agenda zu beziehen, die zu Beginn der Verhandlung festgelegt wurde, und darauf zu verweisen, dass diese Themen nicht Gegenstand der Verhandlung sind.

Wenn Konflikte eskalieren, kann es zu Lagerbildungen kommen. Hier vergrößern die Verhandlungspartner ihren Einfluss, indem sie Anhänger und Unterstützer für ihre Position gewinnen. Diese Ausweitung auf die soziale Dimension kann den Verhandlungsdruck enorm erhöhen. Um dem entgegen zu wirken, ist eine Trennung von Sach- und Beziehungsebene ebenso erforderlich wie ein diszipliniertes Abarbeiten der Agenda.

Sich-Festbeißen am Verhandlungsgegenstand

Es kann passieren, dass sich ein oder beide Verhandlungspartner so sehr am Thema festbeißen, dass sie nicht mehr loslassen können.

Das kann zu recht unvernünftigen Handlungen führen. In Zeiten von Online-Auktionen erleben wir immer häufiger, dass die Bieter auch dann noch weiter bieten, wenn sie den gleichen Gegenstand zum Neupreis günstiger erhalten würden [67].

Um das zu verhindern, ist es notwendig, zuvor den »**Walkaway**«-**Punkt** zu bestimmen. Damit wird festgelegt, an welchem Punkt aus der Verhandlung ausgestiegen wird [56].

Stellenwechsel innerhalb des Hauses

Die stellvertretende Leitung der Anästhesiepflege Silke Sievert möchte nach 20-jähriger Tätigkeit im OP des Kreiskrankenhauses ihren Horizont erweitern und in ein anderes Fachgebiet wechseln. Ihr Interesse gilt der Intensivpflege, mit deren Mitarbeitern sie seit langen Jahren gute Arbeitsbeziehungen verbinden. Ihr Pflegedienstleiter (PDL) ist damit einverstanden. In diesem altehrwürdigen Klinikum hatte es sich eingebürgert, dass die ärztliche Direktorin (ÄD) und der Geschäftsführer (GF) bei internen Entscheidungen dieser Art mitreden. So bittet Frau Sievert um ein Gespräch mit dem Geschäftsführer, der ärztlichen Direktorin, die zugleich Chefärztin der Anästhesie ist. Sie wird begleitet von ihrem Pflegedienstleiter.

Frau Sievert ist voller Tatendrang und betritt mit ihrem PDL das Büro des Geschäftsführers, der dort bereits mit der Chefärztin der Anästhesie, Dr. Weinert, zusammen sitzt. Frau Sievert begrüßt den Geschäftsführer mit den Worten: »*Wie schön, dass es mit diesem Gesprächstermin so schnell geklappt hat.*«. Dann schüttelt sie auch der ärztlichen Direktorin die Hand. Alle nehmen an einem Tisch Platz.

Frau Sievert konzentriert sich ganz auf den Geschäftsführer und erklärt ihm selbstbewusst, dass sie gern auf die Intensivstation wechseln möchte und es ja nur gut für das Haus sei, dass sie als erfahrene Pflegefachkraft eine solche Motivation zum Dazulernen mitbringe.

Die Chefärztin der Anästhesie hört erstmals von diesem Ansinnen. Sie mischt sich ins Gespräch ein und betont, dass sie dem nicht zustimmen wird, da sie nicht bereit sei, auf die Erfahrungen

▼

von Frau Sievert zu verzichten. Da fällt ihr Frau Sievert ins Wort und wird laut: »*Aber Frau Weinert, in der Anästhesie kann ich einfach nichts mehr dazu lernen, und für mich wird es Zeit für eine neue Aufgabe!*«

Der Pflegedienstleiter versucht, die angespannte Situation mit einem Vorschlag zu lösen, und bringt die Idee ein, dass Frau Sievert für eine bestimmte Zeit eine Art Pool-Arbeit übernehmen könne, die sich allein auf die Anästhesie und die Intensivstation bezieht. Das lehnt Frau Sievert umgehend ab und erklärt ihm, dass er ja schließlich schon zugestimmt habe, dass sie auf die Intensiv könne.

Der Geschäftsführer erkundigt sich bei Frau Sievert, ob sie sich fristgerecht um die frei werdende Stelle auf der Intensivstation beworben habe, was diese bejaht. Daraufhin vertagt er das Gespräch mit den Worten: »*Die Entscheidung über diese Stellenbesetzung wird nächste Woche in der Leitungskonferenz besprochen.*«

Frau Sievert will eine letzte Chance in diesem Gespräch nutzen und setzt damit nach, dass dieses Haus schließlich unter Tarif bezahle und sie durchaus andere Angebote habe.

Daraufhin beendet der Geschäftsführer das Treffen mit den Worten: »*Es steht Ihnen frei, Frau Sievert, sich anderweitig zu orientieren, doch über die Stellenbesetzung der Intensivstation können wir hier heute nicht verhandeln.*«

Analyse des Fallbeispiels

Zunächst fällt die selbstbewusste Haltung von Frau Sievert auf, mit der sie in diese Verhandlung einsteigt. Das ist eine gute Basis für ein Gespräch mit Vorgesetzten, da unterwürfiges oder ängstliches Verhalten wenig erfolgversprechend ist, um Ziele zu erreichen. Dennoch hat sich Frau Sievert mit ihrer überoptimistischen Einstellung in diesem Gespräch selbst ein Bein gestellt (□ Abb. 3.2):

- Der Grundgedanke von Frau Sievert, ihre Vorgesetzten müssten sich freuen, wenn sie innerhalb des Hauses wechsle und der Klinik mit ihrer Fachkompetenz erhalten bleibe, ist eine Verzerrung der Wahrnehmung, die einseitig ausgerichtet und überoptimistisch ist.

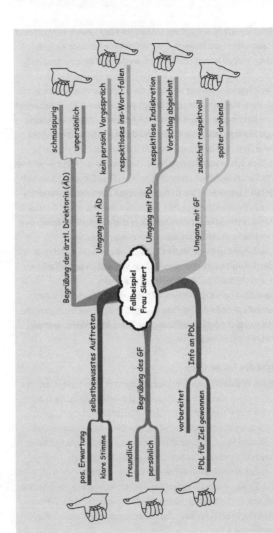

◻ Abb. 3.2 Mindmap: Frau Sievert

- Die Begrüßung des Geschäftsführers ist angemessen freundlich.
- Die Begrüßung der ärztlichen Direktorin (ÄD) und zugleich Leiterin ihrer Abteilung fällt dagegen schmalspurig und ohne persönliche Ansprache aus (einfaches Händeschütteln).
- Diese Chefärztin der Anästhesie (ÄD) erfährt in diesem Gespräch erstmals von dem Anliegen Frau Sieverts. Da beide seit vielen Jahren kollegial in der gleichen Abteilung zusammen arbeiten und die Chefärztin ein Mitspracherecht bei Versetzungen hat, kann diese Geheimhaltung von Frau Sievert nur auf zwei Ebenen verstanden werden:
  - Frau Sievert ist sich ihrer Sache absolut sicher und meint auf das Votum der Chefärztin verzichten zu können, was mit Arroganz assoziiert wird oder
  - Frau Sievert ist der Chefärztin gegenüber misstrauisch und bezieht sie deshalb nicht vorab in ihre Pläne ein. Beide Interpretationen müssen die Anästhesistin ärgern.
- Als die Chefärztin dann gegen den Vorschlag von Frau Sievert stimmt, fällt diese ihr ins Wort und spricht sie mit »Frau Weinert« statt »Frau Dr. Weinert« an. Allein dieses verbale Verhalten kann als fehlende Wertschätzung verstanden werden. Mit der Begründung Frau Sieverts, sie könne in der Anästhesie nichts mehr dazu lernen, stellt sie zugleich – wenn auch unbewusst – die Lernbereitschaft der Anästhesistin in Frage. Die Chefärztin kann das als Angriff auf ihre Kompetenzen verstehen.
- Als der Pflegedienstleiter einen alternativen Vorschlag macht, erklärt Frau Sievert erbost, dass sie das nicht will, da er sich ja schon einverstanden erklärt habe, sie auf die Intensivstation wechseln zu lassen. Diese Indiskretion einer Vorabsprache vor dem Geschäftsführer und der ärztlichen Direktorin muss auf den Pflegedienstleiter zumindest peinlich, wenn nicht gar verärgernd wirken, und ist in jedem Fall respektlos.
- Als der Geschäftsführer die Entscheidung über die Stellenbesetzung der Intensivstation auf die nächste Woche vertagt, setzt Frau Sievert diesen unter Druck, indem sie ihn wissen lässt, dass sie bereit sei zu kündigen, wenn sie ihr Ziel nicht erreicht.

━ Das ärgert den GF derart, dass er diese Verhandlung abrupt beendet und Frau Sievert mitteilt, dass er bereit sei, sie gehen zu lassen.

Mit der siegessicheren Herangehensweise von Frau Sievert gelingt es ihr, sich mit allen drei Entscheidungsträgern zu überwerfen. Die fehlende Empathie und Wertschätzung gegenüber den Gesprächspartnern führt schließlich dazu, dass sie ihr Ziel nicht erreicht.

Selbst wenn in der Sitzung über die Stellenbesetzung der Intensivstation in der kommenden Woche wider Erwarten Frau Sievert den Zuschlag bekommen würde, kann davon ausgegangen werden, dass bei allen drei Vorgesetzten das Vertrauen angeschlagen bleibt. Ohne eine Entschuldigung stehen die Chancen nicht gut, dass diese Verstimmung wieder ins Lot kommt. (▶ Top im Job: Albert: »Jein« – Entscheidungsfindung)

3.2 Ungeschickte Formulierungen

In einer Verhandlung können ungeschickte Formulierungen zu Irritationen oder Missverständnissen führen, im schlimmsten Fall Ärger produzieren, der sich negativ auf das weitere Gespräch auswirkt. Drei Formen der Rechthaberei können hier zu den Todsünden der Gesprächsführung gezählt werden, die es zu vermeiden gilt [35]. Dazu zählen

1. Formulierungen, die belehren;
2. Angriffe auf die Intelligenz und
3. Expertenüberlegenheit zur Schau stellen (◘ Tab. 3.1; [36], S. 23).

Wenn Verhandlungen schlecht laufen, sind die Unterlegenen versucht, sich mit einer der drei folgenden Erklärungen aus der Sache zu stehlen ([15], S. 77):

━ »*Das hat mir keiner gesagt!*«
━ »*Wer hätte das gewusst?*«
━ »*Ich wünschte, ich hätte das gewusst!*«

◻ **Tab. 3.1** Ungeschickte Formulierungen

Form der Rechthaberei	Typische Beispiele
Lehrerformulierungen	»Jetzt hören Sie doch mal zu.« »Passen Sie auf!« »Ich erkläre Ihnen das jetzt mal Schritt für Schritt.«
Angriffe auf die Intelligenz	»Das haben Sie falsch verstanden.« »Sie kennen sich damit natürlich nicht aus.« »Das habe ich doch vorhin schon gesagt.« »So, jetzt erkläre ich Ihnen das noch mal ganz langsam.« »Vielleicht können Sie das besser verstehen, wenn ich Ihnen das mal so erkläre.« »Ich machen Ihnen das mal an einem einfachen Beispiel klar.«
Zurschaustellung eigener Expertenüberlegenheit	»Glauben Sie mir, ich kenne mich da aus.« »Ich weiß das nun mal, weil ich ein Profi bin.« »Für Sie ist das noch neu, aber ich habe die Erfahrung gemacht … .« »Sie haben natürlich nicht … studiert, aber ich … .« »Als Fachmann sage ich Ihnen … .«

Da Sie mit solchen Sätzen die eigene Kompetenz offen anzweifeln, sollten Sie diese unterlassen. Es wird deutlich, dass Sie Ihre Hausaufgaben nicht gemacht haben und einige wichtige Informationen zuvor nicht eingeholt haben. Eine gute Lernerfahrung, die Sie in der nächsten Verhandlung berücksichtigen können.

Verhandlungen mit mehreren Personen

Wenn Sie mit mehreren Personen verhandeln, bestehen häufig hierarchische Unterschiede zwischen den Anwesenden. Hier gilt es als unschicklich, sich im Gespräch ausschließlich auf den vermeintlichen Boss zu konzentrieren und die anderen dabei außer Acht zu lassen. Denn eine solche Fokussierung wird oft als anbiedernd

empfunden und ist deshalb zu vermeiden ([36], S. 32). Die gleich-
zeitige Einbeziehung oder die kontinuierliche Berücksichtigung
aller beteiligten Verhandlungspartner erfordert ein besonnenes
Vorgehen und verlangt höchste Aufmerksamkeit.

Fazit

Fehler sind menschlich, können Verhandlungen jedoch unnötig
komplizieren. Deshalb sollten Sie aus häufig vorkommenden Ver-
handlungsfehlern lernen und diese nicht begehen, wie:

- reden statt Zuhören,
- auf Positionen beharren, statt Interessen zu erkunden,
- Personen und Sachen zu vermischen,
- auf typische Wahrnehmungsverzerrungen hereinzufallen
  (▶ Abschn. 2.3),
- bei vorschnellen ersten Geboten des Gegenüber nicht den
  eigenen Fokus verlieren,
- sich durch den gesetzten Bezugsrahmen beeinflussen
  lassen,
- auf den Verhandlungspartner unangemessen projizieren,
- Polarisierung und Simplifizierung,
- oder die Streitgegenstände unangemessen auszuweiten.

Vorbereitung einer Verhandlung

In der Jugend Marxist zu sein, ist eine gute Vorbereitung, um im Alter ein guter Sozialist zu werden. (Willy Brand, 1913–1992)

Die Vorbereitung einer Verhandlung ist von großer Bedeutung und bedarf einer Reihe systematischer Überlegungen. Es stellt sich die Frage nach dem eigentlichen Verhandlungsgegenstand, den beteiligten Personen, den Rollen der Verhandlungspartner, den Argumenten, den Verhandlungsstrategien und Verhandlungstaktiken (◘ Abb. 4.1).

✓ Praxistipp

Je besser Sie eine Verhandlung vorbereiten, desto sicherer können Sie im Gespräch auftreten. Deshalb zahlt sich eine gute Vorbereitung immer aus.

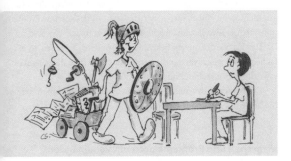

◘ Abb. 4.1 Vorbereitung

4.1 Das Harvard-Konzept

Eine wirklich gute Idee erkennt man daran, dass ihre Verwirklichung von vornherein ausgeschlossen schien. (Albert Einstein, 1879–1955)

Das Harvard-Konzept ist ein Verhandlungskonzept, das seit Jahren erfolgreich angewendet wird. Im Original wurde es bereits 1981 unter dem Titel »**Getting to Yes**« veröffentlicht. Dieser Titel bezieht sich bereits auf eine wesentliche Technik beim Verhandeln. Hierbei wird versucht, dem Gegenüber im Gespräch generell viele »Ja's« im Sinne einer Zustimmung zu entlocken, um damit eine Grundlage für weitere »Ja's« zu legen. Fisher u. Ury [20] gehen davon aus, dass es dem Verhandlungspartner leichter fällt, ihrem Vorschlag zuzustimmen, wenn er zuvor im Gespräch auf viele Fragen bereits mit Ja geantwortet hat.

Gute Verkäufer nutzen diese Kenntnis ganz gezielt. Denn wenn Menschen einmal eine Entscheidung getroffen haben (egal ob Zustimmung oder Ablehnung), dann bleiben sie gern dabei und lassen sich nur ungern vom Gegenteil überzeugen. So stellen diese Verkäufer anfangs einfache Fragen, die jeweils mit Ja beantwortet werden und sammeln somit eine Reihe kleiner Ja's, bevor sie das gesamte Produkt mit einem großen Ja zum Abschluss bringen können ([35], S. 93).

Das Harvard-Konzept besticht insbesondere durch seinen einfachen und logisch verständlichen Ansatz, während die wissenschaftliche Erforschung noch aussteht [67].

Das Harvard-Konzept basiert auf vier Grundannahmen, welche die Verhandlung erleichtern (◘ Abb. 4.2; [20]).

Menschen und Probleme getrennt voneinander behandeln

In Verhandlungen passiert es nicht selten, dass die zu diskutierenden Probleme personalisiert und an der Person des Verhandlungs-

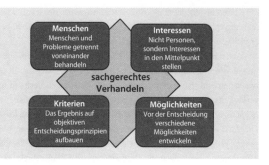

Abb. 4.2 Harvard-Konzept

partners festgemacht werden. Diese Gefahr besteht insbesondere dann, wenn die Gemüter erhitzt sind. Dann gerät jedoch der Verhandlungsgegenstand aus dem Blick und das eigentliche Gespräch wird blockiert. Um das zu verhindern, sollten Menschen und Probleme stets getrennt voneinander behandelt werden.

✅ Praxistipp

Wie kann das gehen? Machen Sie sich vor der Verhandlung ein genaues Bild über Ihren Verhandlungspartner. Wenn dieser z. B. für sein »lockeres Mundwerk« bekannt ist oder sich gern mal »im Ton vergreift« oder sie ihn für einen »Angstbeißer« halten, dann können Sie sich darauf emotional einstellen. Sollte die Verhandlung dann schwierig werden, disziplinieren Sie sich dazu, die inhaltliche Diskussion vom Gebaren Ihres Verhandlungspartners zu trennen.

In der Verhandlung geht es nicht nur um die Sache, sondern auch um die Beziehung der Verhandlungspartner. Wenn die Beziehungsebene aus dem Lot gerät, kann das negative Auswirkungen auf die inhaltliche Auseinandersetzung haben. Um das zu verhindern, gilt es die Beziehungsebene entweder zu klären oder sich darauf zu einigen, dass bestimmte Dinge in der Verhandlung nicht geklärt werden können und deshalb nicht mehr eingebracht werden.

Klären lassen sich z. B. Missverständnisse im Sinne von: »*Entschuldigen Sie, da habe ich mich undeutlich ausgedrückt. So habe ich es nicht gemeint. Was ich eigentlich sagen wollte, ist …*«

Wenn Beziehungsaspekte nicht geklärt werden können, aber unterschwellig immer wieder mitschwingen, ist es wichtig, diese zu benennen und sich darauf zu einigen, sie im weiteren Verhandlungsverlauf auszusparen. Hierzu ein Beispiel: »*Ich kann verstehen, wenn es Sie ärgert, dass einer Ihrer besten Mitarbeiter zu uns gewechselt ist. Dies lässt sich nun nicht mehr ändern. In der heutigen Sitzung geht es um die gemeinsame Ausrichtung einer Fachtagung, bei der besagter Mitarbeiter keine Rolle spielt. Deshalb frage ich Sie ganz direkt: ›Sehen Sie sich, bei allem verständlichen Ärger, in der Lage, in unserem heutigen Gespräch diesen Mitarbeiter außen vor zu lassen und sich ganz auf das Thema Fachtagung einzulassen?‹*«

Interessen statt Positionen in den Mittelpunkt stellen

Politik ist ein Streit der Interessen, der sich als Wettstreit der Prinzipien ausgibt. (Ambrose Bierce, 1842–1914)

Am Beispiel der zwei Schwestern, die sich um eine Orange streiten (▶ Abschn. 3.1), wurde bereits deutlich, wie wichtig es in Verhandlungen ist, die Interessen hinter den Positionen herauszubekommen. Das gelingt am ehesten, wenn Sie versuchen sich in Ihren Gesprächspartner hineinzuversetzen und sich die Frage nach dem »Warum?« stellen.

Die Pflegefachkraft Elke Manz entschließt sich zu einem berufsbegleitenden Studium. Damit verpflichtet sie sich für 10 Präsenzwochen im Jahr an einer Hochschule, zuzüglich der Studiengebühren sowie der Zeiten für die Vor- und Nachbereitung der Lehre. Seit acht Jahren ist sie als stellvertretende Leitung einer chirurgischen Station mit 28 Betten zuständig. Mit dem Team hat sie sich

▼

besprochen und wird ihre 30-Stunden-Stelle so verteilen, dass sie während der Präsenzzeiten an der Hochschule sein kann.

Mit der Pflegedirektorin gilt es nun auszuhandeln, ob die Klinik sie bei diesem Vorhaben unterstützen kann. Beim Treffen mit der Pflegedirektorin Frau Zastrow berichtet Elke Manz »*Ich will gern Pflegemanagement studieren, und es wäre schön, wenn das Haus mich dabei unterstützen könnte.*« Die Pflegedirektorin erfragt die Gründe für ein Studium. Da gerät Frau Manz ins Schwärmen: »*Mit dem Wissen kann ich die Station ganz anders führen. Außerdem habe ich dann die Möglichkeit Forschungsprojekte im Haus zu betreiben. Schließlich ist es wichtig, über den Tellerrand hinaus zu blicken und nachzusehen, was in anderen Ländern an innovativen Projekten in der Pflege läuft.*«

Die Pflegedirektorin erklärt, dass sie das Vorhaben von Frau Manz lobenswert findet und sie sie darin auch unterstützen möchte. Sie könne sich vorstellen, ihr pro Präsenzwoche einen zusätzlichen Tag zur Verfügung zu stellen (das wären dann 10 Tage pro Jahr), allerdings nur, wenn sich Frau Manz verpflichte, nach dem Studium mindestens weitere fünf Jahre im Unternehmen tätig zu sein.

Dieses Angebot erscheint für Frau Manz jedoch wie ein Knebelvertrag, auf den sie sich nicht einlassen will. Denn ihr insgeheim größter Wunsch ist es, nach dem Studium für ein halbes Jahr ins Ausland zu gehen und dort Erfahrungen zu sammeln. Frau Manz versetzt sich in ihre Pflegedirektorin und fragt sich: »Warum die Verpflichtung auf fünf Jahre?« Das Interesse dahinter dürfte sein, dass das Wissen ihres Studiums zurück in diese Klinik fließt und sich Frau Zastrow das langfristige Engagement ihrer Mitarbeiterin sichern möchte.

Elke Manz: »*Okay, Frau Zastrow. Sie wissen ja, dass ich mit meiner Familie und meinem Haus an diese Stadt gebunden bin und gern in dieser Klinik arbeite. Deshalb spricht auch nichts dagegen, mich auf fünf Jahre nach dem Studium für diese Klinik zu verpflichten, allerdings unter einer Voraussetzung. Ich möchte gern irgendwann einmal*

▼

für ein halbes Jahr Erfahrungen im Ausland sammeln. Dazu müssen meine Kinder noch größer sein, was mindestens noch sechs Jahre dauert. Wenn ich also diese fünf Jahre irgendwann mit einem halben Jahr unterbrechen kann, steht diesem Deal nichts im Wege.« Damit ist die Pflegedirektorin einverstanden.

Wenn die eigentlichen Interessen sichtbar werden, ermöglichen diese mehr Spielräume in der Verhandlung als in der Position zu verharren. Beim Mitteilen von Interessen wird die Motivation deutlich und die Position ist besser zu verstehen. Außerdem hören Menschen in Verhandlungsgesprächen besser zu, wenn sie das Gefühl haben, verstanden zu werden ([20], S. 85).

Die große Kunst des Verhandelns in der Trennung von Menschen und Problemen besteht darin, hart in der Sache zu verhandeln, aber sanft zu den beteiligten Menschen.

Viele Lösungsmöglichkeiten vorbereiten

Suche nicht nach Fehlern, suche nach Lösungen. (Henry Ford, 1863–1947)

Menschen, die eine ganze Reihe von Lösungsoptionen mit in die Verhandlung bringen, sind letztlich erfolgreicher, als jene, die nur eine Lösung im Auge haben. Dabei ist es wichtig, bei den möglichen Lösungen auch den Verhandlungspartner im Blick zu haben. Denn einseitige Vorteile erfahren selten Zustimmung.

Eine Stationsleitung verhandelt um eine weitere Stelle mit ihrer Pflegedienstleitung

Die Stationsleitung Stefanie Wittig bittet um einen Gesprächstermin bei der Pflegedienstleitung (PDL), da die Arbeitslast zugenommen hat und insbesondere im Spätdienst eine Mitarbeiterin fehlt. Von der PDL möchte Frau Wittig, dass diese ihr zusätzlich eine Mit-

▼

arbeiterin zur Verfügung stellt, damit die Arbeitslast bewältigt werden kann.

Im Gespräch erklärt Frau Wittig ihrer Vorgesetzten, dass ihre Mitarbeiter die Arbeitslast nicht mehr bewältigen können. Einerseits ist eine Mitarbeiterin schwangerschaftsbedingt ausgefallen und zum anderen seien die multimorbiden Patienten auf ihrer Inneren Station ausgesprochen pflegeintensiv. Der Spätdienst sei derzeit mit nur zwei Personen unterbesetzt und benötige noch eine weitere Kraft. Aus diesem Grund haben schon viele Mitarbeiter ein hohes Maß an Überstunden angesammelt. Deshalb bittet Frau Wittig um eine weitere Stelle.

Die Pflegedienstleiterin Karin Kluge hört sich das Anliegen an und hat dann eine Reihe von Lösungsvorschlägen, die sie Frau Wittig unterbreitet (◘ Abb. 4.3):

1. In drei Monaten schließt ein Pflegekurs mit den Prüfungen ab. Da könnten wir vielleicht einen Schüler für Ihre Station gewinnen. Dann wäre zumindest die Elternzeit überbrückt. Außerdem will die schwangere Mitarbeiterin für einige Zeit nur 25% arbeiten, da blieben dann immer noch 75% für die neue Schülerin.
2. Die Arbeitszeiten könnten noch mal überdacht werden. Die PDL gibt der SL freie Hand die Arbeitszeiten den Spitzenzeiten im Stationsablauf anzupassen. Denkbar wäre da ein Frühdienst von 8 bis 16 Uhr, sodass nachmittags jemand länger da ist. Oder ein Nachtdienst von 20 bis 5 Uhr früh.
3. Die Arbeitsorganisation kann evtl. umgestellt werden. Vielleicht gibt es Routinetätigkeiten, die verlagert werden könnten, wie z. B. Kontrollen von Geräten, Auffüllen von Schränken etc. Frau Kluge bittet Frau Wittig zu überprüfen, ob hier optimiert werden könne.
4. Wenn es nicht anders geht, wäre da noch die Möglichkeit, zusätzlich eine Mitarbeiterin in den Spätdienst einzuteilen, um dann diese Zeit als Überstunden auszuzahlen. Damit könnte evtl. die Zeit überbrückt werden, bis eine Schülerin eingestellt wird.

▼

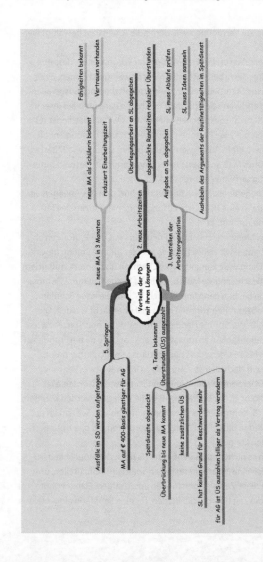

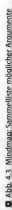

Abb. 4.3 Mindmap: Sammelliste möglicher Argumente

5. Es gibt im Haus zwei Springer, die studieren und im Haus gelernt haben, sich also gut auskennen. Diese Studenten werden auf 400-Euro-Basis entlohnt. Ggfs. könnten wir für eine begrenzte Zeit auf eine dieser Kräfte zurückgreifen.

Da sich Frau Wittig nur auf die eine Lösung einer zusätzlichen Mitarbeiterin vorbereitet hatte, ist sie nun von diesen vielen Lösungsvorschlägen nahezu erschlagen. Im ersten Moment fällt ihr die Entscheidung schwer. Außerdem fühlt sie sich im Gespräch wenig kompetent, da sie selbst keine eigene Idee eingebracht hat.

In der kritischen Selbstreflexion mit einer Führungskräftetrainerin nach dem Gespräch gesteht sich Frau Wittig ein, dass sie eigentlich mit der Erwartungshaltung in das Gespräch gegangen ist, Hilfe zu bekommen und ihr Auftreten schon etwas von einer Opferrolle hatte. Überschüttet mit den vielen Lösungsvorschlägen ihrer PDL bleibt das schale Gefühl zurück, die Hausaufgaben nicht gemacht zu haben. Sie beschließt, sich auf zukünftige Gespräche mit ihrer Vorgesetzten differenzierter vorzubereiten.

Beim Entwickeln von Lösungen empfehlen Fisher u. Ury ([20], S. 96):
- die Findungsphase von Lösungen nicht vorschnell mit Beurteilungen beenden,
- statt sich auf eine Lösung festzulegen, möglichst viele zu entwickeln,
- bei den Lösungen nach Vorteilen für beide Seiten Ausschau halten,
- Vorschläge zu generieren, die dem Verhandlungspartner die Entscheidung erleichtern.

Das Ergebnis auf objektive Entscheidungsprinzipien aufbauen

In der objektiven Welt werden aus Bewusstsein Gegenstände, in der subjektiven Welt Erfahrungen. (Deepak Chopra, geb. 1946)

Es ist in Verhandlungen sinnvoll, darauf zu bestehen, dass in Entscheidungsprozessen möglichst objektive Kriterien angewendet werden. Diese Kriterien können Gesetze, Empfehlungen, Richtlinien, Traditionen, Gerichtsurteile, Gutachten, moralische Kriterien oder Statistiken sein. Dabei steht die Unabhängigkeit dieser eingesetzten Kriterien im Vordergrund.

Im Beispiel mit der Stationsleitung Frau Wittig (▶ Abschn. 4.1) kommen keinerlei objektive Bezugsgrößen zum Einsatz. Frau Wittig selbst berichtet zwar von einer schwangeren Mitarbeiterin, die ersetzt werden müsse, doch die Beschreibung der enormen Arbeitslast bleibt ein gefühlter Wert. Was hätte Frau Wittig anders machen können?

- Es ist sinnvoll, den Personalschlüssel der Station vorzulegen und aufzuzeigen, seit wann das Team unterbesetzt ist.
- Es können Studien herangezogen werden, die nachweisen, welche negativen Auswirkungen die Überlastung von Pflegemitarbeitern auf die Patienten hat. So konnte Linda Aiken [2] nachweisen, dass sowohl die Fehlerquote als auch die Sterblichkeitsrate der Patienten steigt, wenn die Pflegefachkräfte für mehr Patienten als üblich verantwortlich sind.
- Statistische Vergleiche von Personalbesetzungen in bestimmten Monaten mit der jeweiligen Anzahl von Patienten sowie dem Schweregrad ihrer Erkrankungen sind ebenfalls sinnvoll heranzuziehen.
- Bezugsgrößen zur Beschreibung der zugenommenen Arbeitslast sind z. B.
    - die Pflegepersonalregelung (PPR) als internes Steuerungssystem.
    - Ebenso könnten in die Argumentation Assessment-Verfahren zur Einschätzung der Pflegeabhängigkeit einfließen, wie die Pflegeabhängigkeitsskala [40][41] oder das »Resident Assessment Instrument« (RAI), welches in Pflegeheimen Anwendung findet.
    - Auch die Angabe des »Case Mix Index« (CMI) oder von Pflegestufen in Heimen ist in diesem Zusammenhang sinnvoll.

Solche objektiven Bezugsgrößen erleichtern die Argumentation und versachlichen das Verhandlungsgespräch. Das verringert die Gefahr von Schuldgefühlen, Opferrollen, moralischem Druck etc. und erhöht die Chancen einer echten Sachdiskussion.

4.2 Die Schlüsselfaktoren einer Verhandlung

Zunächst gilt es, sich Klarheit darüber zu verschaffen, was in einer Verhandlung eigentlich alles geklärt werden soll. Um die regelungsbedürftigen Gegenstände zu bestimmen, ist es sinnvoll, sämtliche Fragen und Fakten zum Thema aufzulisten. Im nächsten Schritt gilt es dann, die Fakten von den Meinungen zu unterscheiden [6].

Bevor Sie in die Verhandlung gehen, sollten Sie sich Gedanken darüber machen, auf welche Einigungen Sie sich einlassen könnten und welche Alternativen Sie dazu haben. Damit erfassen Sie zwei wesentliche Schlüsselfaktoren, indem Sie die Einigungsoptionen bestimmen und die Nichteinigungsalternativen dazu. Darüber hinaus sind die Interessen hinter den Positionen maßgeblich. Alle drei Faktoren werden durch einen vierten Faktor bestimmt: unsere Wahrnehmung. Zugleich ist die Wahrnehmung fehleranfällig und manipulierbar (▶ Kap. 3; ◘ Abb. 4.4; [3], S. 29).

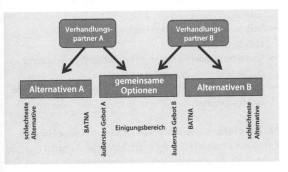

◘ Abb. 4.4 Einigungsbereich und BATNA

Der mögliche Einigungsbereich beider Parteien lässt sich auf einem Kontinuum darstellen, der sich an den Nichteinigungsbereich anschließt. Im Schaubild sind die Nichteinigungsbereiche als Alternative A und Alternative B gekennzeichnet und werden auch als Nichteinigungsalternativen (NEA) bezeichnet. Innerhalb des Einigungsbereiches gibt es Spielräume, die entweder ausbalanciert sind oder eher zugunsten von A oder B ausfallen.

Für die Vorbereitung einer Verhandlung ist es entscheidend, vorab zu bestimmen, was das höchste Gebot sein soll, mit dem man sich auf eine Einigung einlassen kann und was dazu jeweils die beste Alternative ist, die sog. BATNA (»Best Alternative to a Negotiated Agreement«).

Fusionsverhandlungen

Das Klinikum A schreibt seit vier Jahren rote Zahlen. Teile des Gebäudes sind renovierungsbedürftig, und die Mitarbeiter haben auf das Weihnachtsgeld verzichtet, um die Klinik zu halten. Doch die Banken machen Druck und wollen schwarze Zahlen sehen. Eine größere Klinikkette B tritt in Fusionsverhandlungen mit dem Klinikum A. Eine Unternehmensberatung wird zur Ermittlung einer Ist-Analyse herangezogen. Die **Klinikkette B** stellt folgende Forderungen:

- völlige Entschuldung der Klinik A bei der Bank,
- Austausch des Geschäftsführers noch während der Übernahme,
- Vorbehalt über weitere Veränderungen auf der Führungsebene,
- Trennung von der wenig lukrativen Geburtshilfe und damit verbundene Freisetzung von Mitarbeitern,
- Fokussierung auf das Kerngeschäft Chirurgie, Innere, Urologie und Gynäkologie.

Alle diese Forderungen sind Voraussetzungen für eine Einigung. BATNA der Klinikkette B ist die mögliche Verhandlung mit einer anderen Klinik, die allerdings noch nicht »spruchreif« ist.

▼

Klinikum A bringt folgende Forderungen in die Verhandlung ein:
- Bestandswahrung aller Mitarbeiter (möglicher Verzicht auf den Geschäftsführer)
- Beibehaltung der Tarifzahlungen an die Mitarbeiter,
- Beibehaltung aller bisherigen Rechte der sieben Chefärzte,
- Standorterhaltung statt Zersplitterung,
- Wahrung sämtlicher Kooperationsbeziehungen zu Vertragspartnern (Apotheken, Rehabilitationszentren, Zulieferer etc.).

Das äußerste Gebot betitelt der Vorstand mit einer Bestandsschutzwahrung für mindestens 90 % der Mitarbeiter und möglicher Zustimmung bei Reformprozessen, die vom Verhandlungspartner detailliert vorgelegt werden müssen. Als BATNA hat das Klinikum A die Möglichkeit, mit einer weiteren Klinikkette zu verhandeln, wobei befürchtet wird, bei dieser Alternative »vom Regen in die Traufe« zu geraten.

In diesem Beispiel der Fusionsverhandlung wird deutlich, dass insbesondere das Klinikum A sich besonders vorbereiten muss. Um den Verhandlungsdruck zu reduzieren, ist es hier besonders wichtig, an den möglichen Alternativen zu arbeiten. Die Sicherheit über eine Verhandlung mit einem anderen Partner kann die Verhandlungssituation stärken. Es ist übrigens sinnvoll, die eigenen Grenzen zum Einigungsbereich zuvor schriftlich festzuhalten. Um die Entscheidungslage zu analysieren, empfiehlt es sich, die Arbeit auf drei Ebenen bewusst zu machen ([11], S. 24 f):
1. Entscheidungen über Einigungsoptionen und Nichteinigungsalternativen treffen,
2. Bewertungsmaßstäbe für diese Entscheidungen und die Interessen der Beteiligten benennen,
3. die eigene Wahrnehmung sowie die des Verhandlungspartners analysieren, welche die Grundlage für Entscheidungen bildet.

Bei der Festlegung der Ziele lassen sich Prozessziele von Verhandlungszielen unterscheiden [67]. Die **Prozessziele** beziehen sich auf

den Verlauf der Verhandlungen. Hier kann z. B. das Ziel sein, die
Verhandlungen ökonomisch und effizient zu gestalten. Also nur die
Mitarbeiter einzubinden, die es unbedingt braucht oder das unbe-
dingte Festhalten an den gemeinsam zuvor ermittelten Verhandlungsgegenständen, um eine Ausweitung auf Nebenschauplätze zu
verhindern.

Die Verhandlungsziele beziehen sich auf das angestrebte Ergebnis der Verhandlungen und sollten stets mit **SMART-Kriterien**
beschrieben werden. SMART steht für **s**pezifisch, **m**essbar, **a**kzep-
tabel, **r**ealistisch und **t**erminiert [55].

> ❯ Ziele sollten generell positiv formuliert werden, also das mit-
> teilen, was Sie wollen, statt darüber zu reden, was Sie nicht
> wollen.

Um sich über die Grenzen klarer zu werden, ist es hilfreich, die
Ziele zu differenzieren in ([6], S. 5):

- Idealposition (optimales Ergebnis),
- realistische Position (Kompromiss),
- Rückzugsposition (Schmerzgrenze).

Wenn die Verhandlung komplexer ist, kann es sein, dass Sie sich
mit den verschiedenen Verhandlungsgegenständen unterschiedlich
schnell einig werden. So können Sie in der Analysephase vorab ermitteln, wie sehr Ihre Präferenzen mit denen Ihres Verhandlungspartners **kompatibel** sind. Wenn es z. B. um die Einstellung eines
neuen Verwaltungsdirektors geht, können die Präferenzen weit auseinander liegen. Während die einstellende Klinik sich häufig eine
schnelle Neubesetzung wünscht, stecken die guten Führungskräfte
zumeist in Arbeitsverträgen, aus denen sie so schnell nicht heraus
kommen. Damit ist der Zeitpunkt der Stellenneubesetzung der beiden Gesprächspartner wenig kompatibel.

Eine lohnenswerte Vorüberlegung ist das Ausloten der Möglichkeit, aus einer scheinbar distributiven eine **integrative Verhandlung**
zu machen. Bei einer distributiven Verhandlung gehen wir von begrenzten Ressourcen aus, die es zu verteilen gilt, während bei einer

integrativen Verhandlung Vorteile für beide Seiten geschaffen werden, die somit eine Win-win-Lösung darstellen.

Als Beispiel hierzu fügen Voeth u. Herbst ([67], S. 88) die Gehaltsverhandlung an. Sieht das Unternehmen lediglich ein Fixgehalt vor, handelt es sich um eine distributive Verhandlung. Wird im Gespräch das Gehalt jedoch gesplittet in Fixkosten und variable Lohnbestandteile sind wir mitten in einer integrativen Verhandlung.

Vorab zu prüfen sind auch mögliche **Side Deals**. Damit wird das Ergebnis einer Verhandlung von einer anderen Verhandlung abhängig gemacht. Voeth u. Herbst unterscheiden dabei drei Arten von Side Deals [67]:

1. zeitbezogene Side Deals,
2. objektbezogene Side Deals,
3. partnerbezogene Side Deals.

Zusätzliche Side Deals erhöhen regelmäßig die Komplexität der Verhandlungen, was die Verhandlungsdauer erhöht und den Gesprächspartnern ein gesteigertes Maß an Konzentration abverlangt. Deshalb ist es wichtig, sich in der Vorbereitung ein genaues Bild über mögliche Side Deals zu machen und vorab zu überlegen, auf welche man sich einlassen möchte.

Zeitbezogene Side Deals

Hier wird das Ergebnis einer aktuell laufenden Verhandlung an weitere gleichartige Verhandlungen in der Zukunft geknüpft. Ziel bei einem zeitbezogenen Side Deal ist es, das Resultat der laufenden Verhandlungen zu verbessern, indem diese an Ergebnisse zukünftiger Verhandlungen gebunden werden.

Herzklappen und Co

In einer Herzklinik wird ein neues Verfahren zur Einsetzung von
Herzklappen getestet. Dabei experimentierte man mit verschiedenen Modellen von Herzklappen, die sich in Form und Material
unterschieden. Der Chefarzt der Herzchirurgie hat einen persönlichen, engen Kontakt zu den Herstellern und Zulieferern dieser
neuen Modelle und trifft diese immer wieder auf Kongressen. Nach
einigen Experimenten fiel die Auswahl auf ein bestimmtes Produkt.

Bisher war der Zulieferer bei den Preisabsprachen stets zuvor-
kommend gewesen. Nach dem Wechsel des Chefarztes stieg der
Preis für diese Herzklappe um ein Vielfaches an. Die Begründung
war, dass der Hersteller des Produkts aus experimentellen Gründen
einen Großteil der Kosten selbst getragen habe, er nun aber in der
Regelproduktion ein normales Interesse daran hätte, daran auch
zu verdienen und es nicht mehr zum Selbstkostenpreis abgeben
könne. Der neue Chefarzt Dr. Losfeld beraumt ein Verhandlungsge-
gespräch mit einer Führungskraft des Zulieferers, Herrn Unger, an.

Im Gespräch stellt sich heraus, dass sich für den Zulieferer der
Auftrag nur ab einer bestimmten Produktmenge lohnt und befürchtet wird, dass unter dem neuen Chefarzt dieses Modell nur
selten zum Einsatz kommt. Der Chefarzt kann versichern, dass
auch er ein großes Interesse an diesem Produkt hat und diese Art
der Operation im Verlauf des nächsten Jahres zu steigern gedenkt.
Nachdem der Zulieferer auf einer Mindestmenge pro Jahr besteht
und der Chefarzt hier zusagt, ist Herr Unger bereit, mit dem ge-
planten Preis deutlich herunterzugehen.

Objektbezogene Side Deals

Hierbei werden in einer Verhandlung Verknüpfungen zu weiteren
Verhandlungsobjekten vorgenommen. Wenn die Verhandlungspartner über mehrere Sachverhalte gleichzeitig verhandeln, können
die verschiedenen Verhandlungsgegenstände aufeinander bezogen
werden.

Wenn z. B. die Einkaufsabteilung eines Unternehmens mit mehreren Zulieferern zeitgleich verhandelt und diese gegeneinander ausspielt, haben die Zulieferer das Nachsehen. Oft hat aber auch der Einkauf den Eindruck, von bestimmten Zulieferern nicht gut betreut zu werden. Deshalb stellen Vertriebe zusehends neben der produktbezogenen Vertriebsorganisation für wichtige, große Kunden eine kundenbezogene Vertriebsorganisation bereit. Hier wird ein Großkunde besonders betreut, und in den Verhandlungen wird versucht, die Preise unterschiedlicher Produkte aufeinander zu beziehen. Damit sollen die verschiedenen Konditionen für die unterschiedlichen Verhandlungsgegenstände produktübergreifend koordiniert werden.

Partnerbezogene Side Deals

Bei partnerbezogenen Side Deals wird die Erweiterung auf zusätzliche Verhandlungsgegenstände davon abhängig gemacht, wie sich der Verhandlungspartner gegenüber Dritten in anderen Verhandlungen verhält. Dieses Vorgehen ist nur dann sinnvoll, wenn beide Parteien mit dieser dritten Partei in Verhandlungen stehen.

Excluding

Hierbei werden bestimmte Verhandlungsgegenstände von Anbeginn an ausgeschlossen. Bei folgenden Bedingungen ist ein solches Vorgehen sinnvoll ([67], S. 95):

- wenn eine Einigung ausgeschlossen scheint, weil die Werte der Verhandlungspartner hierüber zu weit auseinandergehen. Das könnte der Fall sein, wenn ein Krankenhaus mit dem Schwerpunkt Pädiatrie Sexualstraftäter mit pädophilen Neigungen behandeln soll,
- wenn keine Wechselbeziehungen zwischen den Verhandlungsgegenständen bestehen und sich entsprechend abspalten lassen,

— wenn Präferenzänderungen bei einem der Verhandlungspartner zukünftig zu erwarten sind.

Fazit

Mit dem Harvard-Konzept lassen sich vier Grundpfeiler der Verhandlung vorbereiten, die da sind:

— den Verhandlungsgenstand im Blick behalten und Menschen und Probleme getrennt voneinander behandeln,
— Interessen statt Positionen in den Mittelpunkt stellen,
— viele Lösungsmöglichkeiten vorbereiten und
— das Ergebnis auf objektive Entscheidungskriterien aufbauen.

Darüber hinaus sollten Sie

— Ihre BATNA (beste Alternative) kennen
— sowie die Idealposition, die realistische Position und die Rückzugsposition festlegen.

Wenn andere Verhandlungen mit der aktuellen in Verbindung stehen, sollten Sie vorab entsprechende Side Deals klären oder benennen.

Vorbereitung der Argumente

Mancher wirft seinen schlechten Argumenten noch ein Stück seiner Persönlichkeit hintennach, wie als ob jene dadurch richtiger ihre Bahn laufen würden und sich in gerade und gute Argumente verwandeln ließen; ganz wie die Kegelschieber auch nach dem Wurfe noch mit Gebärden und Schwenkungen der Kugel die Richtung zu geben suchen. (Friedrich Nietzsche, 1844–1900)

Zur systematischen Vorbereitung der Argumente empfehlen sich die sogenannten **4 M's** nach Hedwig Kellner [35]. Diese M's stehen für **Mind, Motivation, Macht** und **Mitgabe**. Für jeden dieser Aspekte wird ein Argument gefunden (◘ Tab. 5.1; in Anlehnung an [35], S. 97):

◘ **Tab. 5.1** 4 M's nach Hedwig Kellner

M	Bedeutung	Fragen Sie sich, wenn Sie überzeugen wollen
Mind	Vernunft und Logik	Hört sich das vernünftig an?
Motivation	Interesse und Motivation	Möchte die Gegenseite zustimmen?
Macht	Druckmittel	Sollte die Gegenseite vorsichtshalber zustimmen?
Mitgabe	Argumente für Dritte	Wie kann die Gegenseite vor Dritten die eigene Zustimmung notfalls begründen?

Um die 4 M's besser zu verstehen, wird hier ein Beispiel nach Kellner zitiert ([35], S. 96):

= **Mind:** »Sie sollten sich zu diesem IT-System entschließen, weil das heute der Standard ist.«

- **Motivation:** »Sie sparen dabei mindestens drei Stunden pro Tag.«»Ihr Vorteil liegt in der gesteigerten Sicherheit.« »Sie machen sich damit unabhängig von der Marktlage.«
- **Macht:** »Das ist nicht nur meine Meinung, sondern auch der Wunsch des Vorstands.« »Wenn Sie keinen Ärger mit dem Betriebsrat haben wollen, sollten Sie … .« »Sie wollen doch unser Kunde bleiben?«
- **Mitgabe:** »Mit diesen Zahlen werden Sie auch Ihre Vorgesetzten überzeugen!«

Praktische Umsetzung der 4 M's: ◘ Tab. 5.2.

◘ **Tab. 5.2** Praktische Umsetzung der 4 M's nach Hedwig Kellner

M	Fragen Sie sich, wenn Sie überzeugt werden sollen:
Mind	Stimmen die Fakten? Wie lässt sich das überprüfen? Ist die Aussage glaubwürdig?
Motivation	Was ist mein Vorteil dabei?
Macht	Wenn ich dem nicht zustimme, welchen Ärger könnte ich dann bekommen?
Mitgabe	Wie erkläre ich meinem Vorgesetzten, dass es richtig war, diesem Vorschlag zuzustimmen?

Eine Case Managerin will sich eine Stelle schaffen

Nach Abschluss ihrer Weiterbildung Case Management ist Christa Mann davon überzeugt, im Brustzentrum ihrer Klinik viel Positives bewirken zu können. Außerdem will sie sich damit eine Stelle als Case Managerin im Haus verschaffen. Um zunächst ihre Pflegedirektorin davon zu überzeugen bereitet sie folgende 4 M's vor:

- **Mind:** Sie sollten sich zum Case Management im Brustzentrum entschließen, weil alle an der Behandlung beteiligter Berufsgruppen und die Patienten davon profitieren.

▼

- **Motivation:** Damit entlasten Sie das Pflegepersonal auf den Stationen und die Ärzte. Der Vorteil liegt in der Optimierung der Arbeitsabläufe und steigert die Patientenzufriedenheit.
- **Macht:** Wir wollen doch in zwei Jahren rezertifiziert werden.
- **Mitgabe:** Ich habe Ihnen hier einige Unterlagen mitgebracht, von denen auch der Geschäftsführer begeistert sein wird. Sämtliche zertifizierte Brustzentren setzen heute auf die Koordination durch Case Management, z. B. das Brustzentrum der Kölner Uniklinik (http://frauenklinik.uk-koeln.de), das Brustzentrum Lingen/Nordhorn (http://www.bonifatius-lingen.de), das Brustzentrum Bodensee am Klinikum Konstanz (http://www.brustzentrum-bodensee.de) oder das Brustzentrum München (http://www.brustzentrum-am-englischen-garten.de). In den Qualitätsberichten dieser Kliniken lassen sich die Verbesserungspotenziale durch den Einsatz von Case Management nachlesen.

5.1 Die drei Grundpfeiler der Überzeugung

Zur Vorbereitung einer guten Argumentation sollten drei zentrale Aspekte berücksichtigt werden ([36], S. 11):

1. vernünftige Einsicht (Mind),
2. persönliche Interessen (Motivation),
3. gewahrtes Gesicht (Mitgabe).

Mit folgenden Fragen lassen sich diese drei Grundpfeiler vorbereiten (◘ Tab. 5.3; [36], S. 11).

Das Machtmittel in der Argumentation

Wenn Mitarbeiter mit ihren Vorgesetzten verhandeln, haben sie oft das Gefühl, keine wirkliche Macht zu haben. Das stimmt oft nicht. Viele Mitarbeiter sind sich ihrer Macht nur nicht bewusst. So kön-

◻ **Tab. 5.3** Grundpfeiler der Überzeugung

Grundpfeiler	Fragen zur Ermittlung der Grundpfeiler
Vernünftige Einsicht	Wie beweisen Sie, dass Ihr Standpunkt richtig ist? Wie machen Sie dem anderen die Berechtigung Ihres Anliegens verständlich? Wie fördern Sie ein emotional unbelastetes Verhandlungsklima?
Persönliche Interessen	Welche Nachteile und Kosten könnte der andere befürchten? Wie können Sie die befürchteten Nachteile verhindern oder ausgleichen? Mit welchen Vorteilen können Sie die Zustimmung schmackhaft machen?
Gewahrtes Gesicht	Wie kann Ihr Verhandlungspartner die Einigung mit Ihnen im eigenen Lager vertreten? Welche Alternativen und Mitgestaltungsmöglichkeiten werden Sie anbieten? Wie ermöglichen Sie dem anderen eigene Verhandlungssiege?

nen sie z. B. zukünftig lediglich Dienst nach Vorschrift zu machen, sich mit anderen Kollegen verbünden, dem Betriebsrat beitreten, die guten persönlichen Kontakte zur Presse erwähnen oder auch mit Kündigung drohen.

Gleichwohl gibt es Verhandlungssituationen mit Machtunterschieden. Die Gründe hierfür können ganz verschieden sein. So kann Macht durch Expertentum vorliegen, durch Wissensvorsprünge oder Ressourcenzugänge. Es gibt hierarchiebedingte Macht, Sanktionsmacht, Verfahrensmacht oder auch die Macht durch viele Verbündete. Letztlich sprechen wir immer dann von Macht, wenn innerhalb einer sozialen Beziehung die Chance für eine Partei besteht, seinen Willen auch gegen das Bestreben des anderen durchzusetzen.

In Verhandlungen geht es nicht darum, sein Machtargument auszuspielen. Ganz im Gegenteil, ich empfehle, sich damit zurückzuhalten und es nur im äußersten Notfall einzusetzen. Da werden Sie sich fragen, warum sich dann die Mühe geben, ein solches

Argument vorzubereiten? Ganz einfach: Sie argumentieren zuversichtlicher und erfolgreicher, wenn Sie sich Ihrer Machtmittel bewusst sind. Oft geht es gar nicht darum, dieses Mittel einzusetzen, doch Menschen, die ohne ein vorbereitetes Druckmittel verhandeln, sind weniger erfolgreich.

Familienmanagement statt Einzelfallhilfe

Dr. Silke Bach ist Pädiaterin und qualifizierte Case-Managerin. Bei besonders schweren Unfällen oder Behinderungen von Kindern wird sie als Koordinatorin für die Kinder von den Versicherungen herangezogen. So wurde sie mit einem Fall betraut, bei dem eine Familie mit zwei Kindern im Urlaub einen Unfall hatte, infolgedessen die Mutter leicht und eines der Kinder schwer verletzt wurde und lebenslängliche Behinderungen davontragen wird. Obwohl der Vater und die kleine Tochter unverletzt geblieben sind, lastet das erlebte Trauma mit seinen Folgen schwer auf ihnen.

Dr. Bach will in diesem Fall die Haftpflichtversicherung davon überzeugen, dass hier ein System- bzw. Familienmanagement eine bessere Variante gegenüber dem Einzelfallmanagement darstellt und dadurch die Zustimmung und Kostenübernahme bei diesem Vorgehen erreichen.

Frau Dr. Bach bereitet sich folgendermaßen auf die Argumente vor:

— **Mind:** Ein Case Management für das Familiensystem ist in diesen Fällen besonders deshalb zu empfehlen, weil dadurch Folgekosten vermieden werden können, die sonst durch Sekundärschäden (Arbeitsausfall von Familienmitgliedern, Haushaltsführungsschäden etc.) ganz sicher auftreten würden.

— **Motivation:** Durch die Anwendung des systemischen Vorgehens können wir deutlich machen, dass von Ihnen sowohl die Interessen der Versicherten als auch des Haftpflichtversicherers in gutem Ausmaß berücksichtigt werden (Win-win-Situation). Damit haben Sie einen erheblichen Wettbewerbsvorteil gegenüber Ihren Mitbewerbern bei der Neukundenakquise.

▼

- **Macht:** Sie wissen, dass in diesem speziellen Fall ein hohes Medieninteresse besteht und dass es deshalb besonders empfehlenswert erscheint, den Fall innovativ und zur hohen Zufriedenheit der Betroffenen zu lösen, um öffentliche Negativbotschaften bezüglich Ihres Unternehmens zu vermeiden.
- **Mitgabe:** Ich habe Ihnen im Vorfeld schon mal die Zahlen und Studien zusammengestellt, die die Vorteile der systemischen Lösung auch unter Kostengesichtspunkten verdeutlichen, damit Ihnen die Argumentation gegenüber Ihrem Vorstand problemlos gelingt, ohne dass Sie für diese Recherchen noch viel Zeit aufwenden müssen.

5.2 Verhandlungsstrategien und -taktiken

Das Wichtigste bei jeder Strategie ist zu entscheiden, was man nicht macht. (Michael E. Porter, geb. 1947)

Um die gesetzten Ziele in Verhandlungen zu erreichen, lässt sich das entsprechende Verhalten grundsätzlich in Strategie und Taktik unterscheiden. Mit einem strategischen Vorgehen werden die langfristigen Ziele anvisiert, also die Endergebnisse einer Verhandlung. Taktiken sind dabei zielgerichtete oder gewinnorientierte Vorgehensweisen, welche als Einzelmaßnahmen die gesamte Strategie unterstützen (❑ Abb. 5.1; [56]).

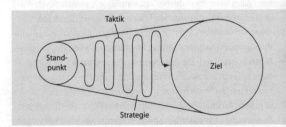

❑ **Abb. 5.1 Strategie und Taktik.** Aus: Schranner M (2010) Teure Fehler. Die 7 größten Irrtümer in schwierigen Verhandlungen. Econ bei Ullstein, Berlin [56]

Die Strategie der Zielerreichung in Verhandlungen lässt sich mit dem Kilmann-Thomas-Modell verstehen (◻ Abb. 2.2). Es bieten sich dabei fünf mögliche strategische Vorgehensweisen an:

- Vermeiden,
- Sich-Durchsetzen,
- Nachgeben,
- einen Kompromiss anstreben,
- eine Kooperation im Sinne einer Win-win-Lösung anstreben.

Diese Gesamtstrategie kann durch verschiedene Taktiken untermauert werden. Um einen Konflikt zu vermeiden und sich selbst nicht entscheiden zu müssen, können Sie z. B. die Diskussion darüber »aussitzen« oder auf Zeit spielen.

Verhandlungstaktiken

Ziel von Verhandlungtaktiken ist die Beeinflussung des Verhaltens des Verhandlungspartners ([3], S. 65). In der sog. Persuasionsforschung – einem Teilgebiet der Psychologie – wird die Beeinflussung von Verhandlungspartnern untersucht, um Überzeugungsprozesse zu erklären [47]. Beeinflussung kann sich auf das Verhalten, die Einstellung oder den Glauben beziehen. Wird durch die Beeinflussung eine Verhaltensveränderung bewirkt, sprechen wir von **Compliance**, während eine Einstellungsänderung mit **Persuasion** bezeichnet wird. Eine beeinflusste Glaubensänderung nennen wir, je nach Perspektive, Erziehung oder Propaganda [49].

❯ Persuasion ist letztlich die Kunst der Überzeugung. Mittels Kommunikation wird dabei versucht, beim Verhandlungspartner die Einstellung zu einem bestimmten Thema zu ändern. Ziel ist also die Meinungsänderung.

Persuasion kommt in der Werbung genauso zum Einsatz wie im Wahlkampf oder in Verhandlungen. Die Gründe für eine Meinungsänderung sind dabei nicht ausschließlich auf logische Überlegun-

gen zurückzuführen. Die nonverbale Kommunikation spielt eine
oft viel größere Rolle. So konnte in einer Untersuchung nachgewiesen werden, dass Wähler die Kompetenz von Politikern nach ihrem
Aussehen beurteilen. Mit diesen Forschungsergebnissen über
die körperliche Attraktivität eines Politikers können sogar zuver-
lässige Wählerentscheidungen und Wahlergebnisse vorhergesagt
werden [46].

Aus einem Pool unendlicher Verhandlungstaktiken (■ Abb. 5.2)
soll hier nun eine kleine Auswahl vorgestellt werden.

Ausspielen der A- gegen die B-Variante

Eine mögliche Taktik besteht darin, in der Verhandlung zwei etwa
gleichwertige Lösungsmodelle vorzuschlagen. Zunächst stellen Sie
die Variante A mit all ihren Vorzügen vor. Anschließend beschreiben Sie die B-Variante als gleichwertige Alternative. Dann benennen
Sie Ihre Bedenken zur B-Variante, um anschließend zu begründen,
warum die A-Variante die insgesamt bessere Lösung ist. Danach
zeigen Sie auf, wie sich die A-Variante umsetzen lässt und bitten
dann um einen konkreten Vorschlag zur Entscheidung [36].

Alternativen zwischen Extremen

Bei dieser Taktik gehen Sie in vier Schritten vor [36]:

1. Zunächst malen Sie ein Bild eines (unerreichbaren) Ideals, im
   Sinne von »*Es wäre wunderbar, wenn* …«.
2. Dann beschreiben Sie anschaulich die schlechteste aller Lösungen, bei dem die Mängel offenkundig sind, im Sinne von
   »*Es steht zu befürchten, dass* ….«.
3. Nun bieten Sie zwei Alternativen zur Auswahl, die sowohl für
   Sie selbst als auch für Ihren Verhandlungspartner akzeptabel
   sind und lassen Ihr Gegenüber entscheiden.
4. Abschließend machen Sie einen Vorschlag, wie der gewählte
   Ansatz möglichst zügig in die Praxis umzusetzen ist.

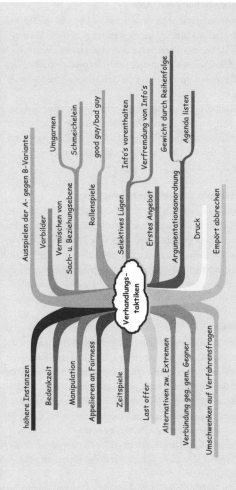

□ Abb. 5.2 Mindmap: Verhandlungstaktiken

Einbeziehen höherer Instanzen

Um die eigenen Argumente zu untermauern, besteht die Möglichkeit, sich dabei auf höhere Instanzen zu berufen. Dabei können mächtige Dritte oder Vorgesetzte zitiert werden, im Sinne von »*Als ich neulich mit Ihrem Chef sprach, sah er das ganz genauso.*« Beim Einbeziehen von Dritten besteht die Gefahr, die eigene Verhandlungsmacht zu schwächen [67].

Auch mit dem Bezug auf Vorbilder kann der Verhandlungsgegner überzeugt werden, indem sich z. B. auf Forschungsergebnisse als unabhängige Quelle berufen wird oder es wird mitgeteilt, welcher Prominente sich noch zu dieser von Ihnen favorisierten Lösung entschieden hat.

Vermischen von Sach- und Beziehungsebene

Hier wird die vermeintlich gute Beziehung in den Vordergrund gerückt, um in der Sache Zugewinne zu erreichen. Dabei wird auf ein Entgegenkommen spekuliert, um die gute Beziehung nicht in Frage zu stellen oder eben einfach, weil man eine gute Beziehung miteinander hat. Gerade Menschen mit einem ausgeprägten Harmoniebedürfnis sind anfällig für solche Angebote. Um seine Ziele zu erreichen, können hier auch Schmeicheleien zum Einsatz kommen [3][67].

Rollenspiele

Wenn die Verhandlungsparteien mit mehreren Personen besetzt sind, können diese auch ein abgesprochenes Rollenspiel in Szene setzen. Aus der Polizeiarbeit bekannt ist dabei die Methode **Good-Guy/Bad-Guy**, was so viel heißt, wie »guter Junge – böser Junge«. Zwei Polizisten befragen einen Verhafteten. Während einer dabei extrem hart vorgeht (Drohungen, Beschimpfungen etc.), übernimmt der andere die ruhige Rolle, die des Verständnisvollen. Durch die ständigen Drohungen des einen Cops wird die Chance erhöht, dass der Verhaftete sich dem anderen anvertraut, sobald er mit diesem allein ist.

In einer Verhandlung würde der Bad Guy die kompromisslos harte Führung übernehmen, während der Verständnisvolle erst zum Einsatz kommt, wenn der Verhandlungspartner bereits eingeschüchtert ist. Dann kann dieser übernehmen und sich scheinbar mit dem Verhandlungsgegner verbünden, im Sinne von »*Vielleicht gibt es ja doch noch eine Lösung.*« ([36], S. 180).

Erstes Angebot

Mit der Abgabe des ersten Gebots in der Verhandlung wird eine feste Größe installiert, die sich auf das kommende Gespräch maßgeblich auswirkt. Das Hinauszögern des ersten Angebots schreiben Voeth u. Herbst ([67], S. 135) dabei eher unerfahrenen Verhandlungsakteuren zu. Denn das Einstiegsgebot hat eine eigene Macht und setzt eine Dynamik in Gang. Schranner [56] dagegen warnt vor zu schnellen Angeboten und empfiehlt die Lage der Verhandlung zunächst durch ausgiebige Beobachtung zu sondieren.

Bedenkzeit Erbitten

Wenn mitten in der Verhandlung plötzlich unerwartete Fakten auf den Tisch kommen oder ein überraschender Vorschlag unterbreitet wird, der sich in seiner Gänze noch gar nicht einschätzen lässt, besteht die Möglichkeit, sich Bedenkzeit zu erbitten. Damit wird die Verhandlung unterbrochen und zu einem späteren Zeitpunkt fortgeführt, der gemeinsam festgelegt wird ([36], S. 183).

Manipulation

Bei der Manipulation soll der Verhandlungsgegner unbemerkt beeinflusst werden. Das kann geschehen, wenn z. B. die favorisierte Lösung als besonders attraktiv für alle Seiten dargestellt wird oder bei einer Zurückhaltung des Gegenübers auf die eigenen guten Nichteinigungsalternativen hinweist und damit deutlich macht, dass man auf eine Einigung nicht angewiesen ist.

Die Technik des **Commitments** bedeutet, dass nur bestimmte Gegenstände verhandelt werden und man vorab einzelne Optionen ausschließt, was dazu führt, dass einige Möglichkeiten als unausweichlich dargestellt werden ([3], S. 69).

✅ **Praxistipp**

Wer sich intensiver mit dem Thema Manipulation beschäftigen möchte, dem sei das Buch von Andreas Edmüller und Thomas Wilhelm (2010) »Manipulationstechniken. So wehren Sie sich.« empfohlen [16].

Selektives Lügen

Bei dieser Taktik werden bewusst bestimmte Informationen vorenthalten oder die geschilderten Fakten entfremdet dargestellt. Auch die gezielte Unwahrheit fällt hierunter. Bei dieser Art von Lügen oder unkorrektem Darstellen der Situation wird davor gewarnt, dass dieses ernsthafte Konsequenzen haben kann, wenn der Verhandlungsgegner während oder nach der Verhandlung diese Lügen aufdeckt ([67], S. 140).

Appellieren an Fairness

Um in Verhandlungen fair vorzugehen, schlägt Kellner ([36], S. 169 f) folgendes Vorgehen vor:

1. Erfragen aller Wünsche des Verhandlungspartners. Dabei wird der Gesprächspartner ermutigt, wirklich alles auszusprechen, was er sich an guten Ergebnissen mit Ihnen vorstellen kann. Diese Wünsche werden notiert.

2. Sie gehen die Wunschliste noch einmal Punkt für Punkt durch und resümieren dann mit einem Satz wie »*Das ist eine ganze Menge.*«, ohne jedoch dabei vorwurfsvoll zu werden.

3. Nun eröffnen Sie Ihre Gegenliste und fragen für jeden Wunsch Ihres Verhandlungspartners an Sie, was Sie im Gegenzug dafür bekommen.

4. Abschließend erarbeiten Sie gemeinsam einen fairen Kompromiss.

Argumentationsanordnung

Wenn Sie eine ganze Reihe von Argumenten haben, geht das Gegenüber oft von einem Ranking dieser aus. Dem ersten Argument wird dabei oft die meiste Kraft zugesprochen, da es beim Vortragen wie ein Hauptargument wirkt. Dieses wird als **Primacy-Effekt** bezeichnet. Durch die Reihenfolge Ihrer Argumente kann also eine Rangfolge angenommen werden. Damit verraten Sie Ihrem Verhandlungspartner, welches der Argumente für Sie am wichtigsten ist. Diese Information kann für den weiteren Verlauf des Gesprächs bedeutsam sein, deshalb sollte man sich zuvor überlegen, in welcher Abfolge argumentiert werden soll.

In einigen Verhandlungen tritt allerdings genau das Gegenteil ein. Da bekommt das zuletzt genannte Argument das meiste Gewicht, was mit **Recency-Effekt** beschrieben wird ([67], S. 140).

Druck

Bei dieser Taktik wird entweder ein emotionaler oder ein Zeitdruck aufgebaut. Um jemanden emotional unter Druck zu setzen, können Beschämungen oder Erniedrigungen zum Einsatz kommen oder gar die Androhung von Gewalt. Bei künstlich aufgebautem Zeitdruck wird stets argumentiert, wenn der Verhandlungspartner jetzt nicht zustimmt, müsse man beim nächsten Gespräch bestimmte Vorzüge des Angebots kürzen.

Bekannt ist der legendäre Wutanfall von Nikita Chruschtschow auf einer UNO-Vollversammlung im Jahr 1960, als er mit einem Schuh auf das Rednerpult einhämmerte. Mit dieser Reaktion setzte er die Beteiligten unter Druck.

Verbünden gegen einen gemeinsamen Gegner

Die Taktik des Verbündens gegen einen gemeinsamen Gegner ist aus dem Sport bekannt. Sinnvoll ist dieses Vorgehen nur dann, wenn der Gegner nicht aus dem eignen Hause stammt. So ist das Verbünden zweier Abteilungen gegen das Management nicht zu empfehlen. Beim Verbünden lassen sich Kräfte potenzieren und das Ziel leichter fokussieren [36].

»Last Offer«

Der Ausruf »*Last offer!*« ist uns aus britischen Kneipen bekannt, die nach 22 Uhr abends keinen Alkohol mehr ausschenken dürfen. Deshalb wird kurze Zeit vorher »*Letzte Bestellung!*« ausgerufen, um deutlich zu machen, dass man gleich schließen wird. Auch im Verhandlungsmanagement spielt dieses letzte Angebot eine Rolle, mit der der Verhandlungspartner unter Druck gesetzt werden kann. Denn die Worte »*Dies ist mein letztes Angebot!*« haben ihre Wirkung und erreichen nicht selten die Zögerlichen ([36], S. 177).

Zeitspiele

Hierbei wird durch das Vorgeben von zeitlichen Spielräumen Kontrolle über das Geschehen der Verhandlung ausgeübt. Dazu zählt z. B. die Vorgabe des Verhandlungszeitraums sowie die Festlegung der Verhandlungstermine. Je nach Verhandlung können die Zeiträume sich maßgeblich auf die Verhandlung auswirken. Das ist z. B der Fall, wenn an bestimmten Entscheidungen Fristen oder juristische Konsequenzen hängen, die erst im Verlauf der Verhandlung für alle sichtbar werden, doch von einem Verhandlungspartner in die Terminplanung gezielt einkalkuliert wurde.

Auch die Reihenfolge und Intensität der Diskussion über verschiedene Verhandlungsgegenstände kann Entscheidungsdruck erzeugen. Wenn z. B. festgelegt wurde, dass in der heutigen Sitzung über drei Punkte entschieden werden soll, und für den letzten Punkt nur noch wenig Zeit zum Verhandeln bleibt. Manche Verhandlungsgegner kalkulieren solche Zeitspiele bewusst ein ([67], S. 142).

Umschwenken auf Verfahrensfragen

Wenn während einer Verhandlung die Emotionen hochschlagen und eine Einigung in weite Ferne rückt, ist es möglich, diesen Punkt zu unterbrechen und sich stattdessen mit einfachen Fragen zum Verfahren zu beschäftigen, bis die Gemüter sich wieder abgekühlt haben. Kellner schlägt hierzu folgende Formulierungen vor ([36], S. 182):

— »*Lassen wir dieses Thema einfach noch mal offen. Ich schlage vor, wir klären erst ... .*«
— »*Vielleicht sollten wir uns noch ein paar weitere Informationen beschaffen, bevor wir hier weitermachen. Wir könnten doch schon mal ... .*«

Wenn das Gegenüber sich nicht auf diese Ablenkung einlassen will, empfiehlt Kellner, den Verhandlungspartner zu fragen, wie viel Zeit er noch hat und in welcher Reihenfolge die einzelnen Punkte abgearbeitet werden sollen. Eine kurze Unterbrechung (lüften, Kaffee holen) kann dennoch nicht schaden.

Abbrechen

Wenn Sie es mit einem ausgesprochen sturen Verhandlungspartner zu tun haben, der ihnen keinen Zentimeter entgegenkommt, gleichwohl Sie ihm äußerst faire Angebote unterbreitet haben oder seine Forderungen übertrieben hoch sind und bleiben, ist es sinnvoll die Verhandlung zu beenden.

Sie können dann empört oder bedauernd feststellen, dass diese Sitzung wenig Sinn macht und Sie diese deshalb beenden. Vielleicht lenkt Ihr Gesprächspartner dann oder einige Tage später ein, sodass Sie erneut verhandeln können.

5.3 Dokumentation der Verhandlungsvorbereitung

Veränderungen begünstigen nur den, der darauf vorbereitet ist. (Louis Pasteur, 1822–1895)

In Anlehnung an Voeth u. Herbst ([67], S. 158), Kellner [36] und Alexander et al. ([3], S. 72) wird hier ein Dokumentationsbogen vorgestellt, anhand dessen sich Verhandlungen schriftlich vorbereiten lassen (◻ Abb. 5.3). Eine solche Vorbereitung empfiehlt sich insbesondere bei größeren oder wichtigen Verhandlungen wie Fusionen oder Pflegesatzverhandlungen.

Checkliste für die Vorbereitung einer Verhandlung

In Anlehnung an Kellner [36], Schranner [56] und Alexander [3] ist hier eine Checkliste entwickelt worden, mit der Sie Ihre Ver-

Verhandlungsvorbereitung

Verhandlungspartner: ....

Verhandlungsobjekt: ....

Verhandlungsgegenstände:

Eigene Partei	Art: k d i*	Verhandlungspartner	Art: k d i
1. _____	❏ ❏ ❏	1. _____	❏ ❏ ❏
2. _____	❏ ❏ ❏	2. _____	❏ ❏ ❏
3. _____	❏ ❏ ❏	3. _____	❏ ❏ ❏

Side Deals

Eigene Partei	Verhandlungspartner
❏ ja ❏ evtl. ❏ nein	❏ ja ❏ evtl. ❏ nein

Verhandlungsinteressen

Eigene Interessen	Mögliche Interessen des Verhandlungspartners
1. _____	[1] _____
2. _____	[2] _____
3. _____	[3] _____

Verhandlungsziele

Eigene Partei	Verhandlungspartner (vermutet)
Ziel 1: _____	Ziel 1: _____
• MAX: _____	• MAX: _____
• Kompromiss: _____	• Kompromiss: _____
• MIN: _____	• MIN: _____
• BATNA: _____	• BATNA: _____
Ziel 2: _____	Ziel 2: _____
• MAX: _____	• MAX: _____
• Kompromiss: _____	• Kompromiss: _____
• MIN: _____	• MIN: _____
• BATNA: _____	• BATNA: _____
Ziel 3: _____	Ziel 3: _____
• MAX: _____	• MAX: _____
• Kompromiss: _____	• Kompromiss: _____
• MIN: _____	• MIN: _____
• BATNA: _____	• BATNA: _____

Argumente
Eigene Partei
Ziel 1:
- Mind: _____
- Motivation: _____
- Macht: _____
- Mitgabe: _____

Ziel 2:
- Mind: _____
- Motivation: _____
- Macht: _____
- Mitgabe: _____

* kompatibel, distributiv, integrativ

❏ Abb. 5.3 Verhandlungsvorbereitung

Ziel 3:
- Mind: _____
- Motivation: _____
- Macht: _____
- Mitgabe: _____

Verhandlungspartner (vermutet)
Ziel 1:
- Mind: _____
- Motivation: _____
- Macht: _____
- Mitgabe: _____

Gegenargumente vorbereiten
Ziel 1:
- • _____
- • _____

Ziel 2:
- Mind: _____
- Motivation: _____
- Macht: _____
- Mitgabe: _____

Ziel 2:
- • _____
- • _____

Ziel 3:
- Mind: _____
- Motivation: _____
- Macht: _____
- Mitgabe: _____

Ziel 3:
- • _____
- • _____

Entwicklung von Lösungen
Eigene Ziele
Ziel 1:
- Option A: _____
- Option B: _____
- Option C: _____

Verhandlungspartner
Ziel 1:
- Option A: _____
- Option B: _____
- Option C: _____

Ziel 2:
- Option A: _____
- Option B: _____
- Option C: _____

Ziel 2:
- Option A: _____
- Option B: _____
- Option C: _____

Ziel 3:
- Option A: _____
- Option B: _____
- Option C: _____

Ziel 3:
- Option A: _____
- Option B: _____
- Option C: _____

Verhandlungsstrategien
Eigene Partei

Verhandlungspartner (vermutet)

❏ Vermeidung
❏ Anpassung
❏ Konkurrenz
❏ Kompromiss
❏ Kooperation

❏ Vermeidung
❏ Anpassung
❏ Konkurrenz
❏ Kompromiss
❏ Kooperation

◻ Abb. 5.3 **Verhandlungsvorbereitung** (Fortsetzung)

Verhandlungtaktiken	
Eigene Partei	Verhandlungspartner (vermutet)
❑ Appellieren an Fairness	❑ Appellieren an Fairness
❑ Alternativen zwischen Extremen	❑ Alternativen zwischen Extremen
❑ Argumentationsanordnung	❑ Argumentationsanordnung
❑ Ausspielen der A- gegen die B-Variante	❑ Ausspielen der A- gegen die B-Variante
❑ Bedenkzeit Erbitten	❑ Bedenkzeit Erbitten
❑ Einbeziehen höherer Instanzen	❑ Einbeziehen höherer Instanzen
❑ Druck	❑ Druck
❑ Empört Abbrechen	❑ Empört Abbrechen
❑ Erstes Angebot	❑ Erstes Angebot
❑ Last Offer	❑ Last Offer
❑ Manipulation	❑ Manipulation
❑ Rollenspiele	❑ Rollenspiele
❑ Selektives Lügen	❑ Selektives Lügen
❑ Umschwenken auf Verfahrensfragen	❑ Umschwenken auf Verfahrensfragen
❑ Verbünden gegen einen gemeinsamen Gegner	❑ Verbünden gegen einen gemeinsamen Gegner
❑ Vermischung von Sach- und Beziehungsebene	❑ Vermischung von Sach- und Beziehungsebene
❑ Zeitspiele	❑ Zeitspiele
❑	❑ ....

❑ **Abb. 5.3** **Verhandlungsvorbereitung** (Fortsetzung)

handlungen vorbereiten können. Diese Checkliste empfiehlt sich bei wichtigen Verhandlungen, wie bei der Implementierung eines neuen Arbeitssystems (z. B. Primary Nursing) oder bei der Umsetzung von Forschungsergebnissen in den beruflichen Alltag.

Checkliste zur Vorbereitung einer Verhandlung

━ Verhandlungspartner
  ▬ Wer ist mein Verhandlungspartner?
  ▬ Wem gegenüber ist mein Verhandlungspartner rechenschaftspflichtig?
  ▬ Wie ist meine Beziehung zum Verhandlungspartner? (unbefangen? alte »offene Rechnungen«?)
━ Rahmenbedingungen
  ▬ Verhandlungsort? Zeitdauer? Anwesende? Protokoll?
  ▬ Wo und wann hat mein Verhandlungspartner vermutlich die beste Verhandlungslaune?

▼

- Verhandlungsgegenstand
  - Was gilt es zu verhandeln?
  - Welche Hintergrundinformationen fehlen für eine Entscheidungsfindung?
  - Welche Verhandlungsgegenstände sind eher distributiv, welche integrativ oder kompatibel?
  - Was will ich idealerweise erreichen (Maximum)?
  - Auf welchen Kompromiss kann ich mich einlassen?
  - Was ist meine »unterste Schmerzgrenze« (Minimum)?
  - Was ist mein BATNA (▶ Abschn. 4.2)?
  - Unterscheiden mein Verhandlungspartner und ich uns bezüglich bestimmter Werte, die sich nicht verhandeln lassen und deshalb zu Beginn der Verhandlung als Themen ausgeschlossen werden sollen (z. B. können beim § 218, StGB die Meinungen weit auseinander gehen)?
  - Was ist mein »Walk-away«-Punkt (▶ Abschn. 3.1)?
- Argumente
  - Mit welchen offenen Fragen bringe ich meinen Verhandlungspartner zum Reden?
  - Wie kann ich beim Verhandlungspartner Ja-Antworten hervorlocken?
  - Was sind meine 4 M's der Argumentation (Mind, Motivation, Macht, Mitgabe; ▶ Kap. 5)?
  - Welche Argumente benutze ich gleich zu Beginn?
  - Welche Argumente halte ich für Notfälle zurück?
  - Wie kann eine faire Lösung für beide Beteiligten aussehen?
  - Welche Lösungsangebote bringe ich mit ein?
  - Mit welchen Argumenten kann mein Verhandlungspartner das Ergebnis »seinen Leuten« als Sieg verkaufen?
  - Auf welche zu erwartenden Argumente meines Verhandlungspartners sollte ich mich mit Entkräftigungen oder Gegenargumenten vorbereiten?
- Verhandlungsstrategie
  - Will ich eher kooperativ oder kompetitiv herangehen?

▼

- Verhandlungtaktiken
    - Welche Taktiken lege ich mir zurecht?
    - Auf welche Taktiken muss ich mich beim Verhandlungspartner einstellen?
    - Wie entlarve ich unfaire Taktiken?
- Nachhaltigkeit
    - Wie sichere ich das Ergebnis (Protokoll oder Handschlag)?
    - Wie lässt sich das Ergebnis umsetzen?
    - Sind Follow-up-Verfahren notwendig?

5.4 Pflegesatzverhandlung

Es ist Unsinn, Türen zuzuschlagen, wenn man sie angelehnt lassen kann. (William Fulbright, 1905–1995)

Die Pflegesatzverhandlung zählt zu den größeren Herausforderungen von Heimleitern, Leitern ambulanter Pflegedienste und Geschäftsführern von Krankenhäusern. Mit einem guten Verhandlungsergebnis lässt sich leichter wirtschaften. Deshalb lohnt es sich, eine solche Verhandlung präzise vorzubereiten. Für diese arbeitsintensive Vorbereitung ist ein Zeitraum von drei Monaten empfehlenswert [1].

Bezüglich der Pflegesätze haben die deutschen Gerichte in den letzten Jahren immer wieder neue Urteile gefällt, die sich zum Teil gegenseitig aufhoben. So wurde im Dezember 2000 vom Bundessozialgericht u. a. die Entscheidung getroffen, sich maßgeblich auf externe Vergleiche zu beziehen, während die Tarifbindungen oder Gestehungskosten keinen Einfluss auf die Verhandlung haben sollten (B3P 17/99 R). Im Pflegeweiterentwicklungsgesetz (PfWG), welches im Juli 2008 in Kraft trat, wurde im § 84 SGB XI die höchstrichterliche Entscheidung zum externen Vergleich zurückgenommen mit dem Zusatz, dass dieses Verfahren nur dann einzusetzen sei, wenn es der Wunsch aller Vertragsparteien ist. Im Januar 2009 wurde diese Regelung durch das Bundessozialgericht wiederum zurückgenommen, indem neue Kriterien zur Ermittlung der leistungsgerechten Vergütung eines Pflegeheims aufgestellt wurden.

Das aktuelle Verfahren sieht nun drei Stufen der Pflegesatzverhandlung vor [29]:

1. die Plausibilitätsprüfung der prospektiv kalkulierten Kostensätze eines Heimes,
2. den externen Vergleich aller Einrichtungen im Kreis oder der kreisfreien Stadt,
3. die Wertung von Besonderheiten der Einrichtung.

Die **Plausibilitätsprüfung** beinhaltet die Ermittlung sämtlicher Kosten eines Jahres des Pflegeheims, wie die Entwicklung der Gestehungskosten, Personalkosten, Regie- und Werbungskosten etc.

Um den Kostendeckungstagessatz zu ermitteln, gilt es, alle bisherigen Kosten zu summieren und diese durch die Anzahl der Pflegeheimplätze zu teilen, um das Ergebnis dann durch 365 zu dividieren. Damit haben Sie den sog. »**Break-even«-Tagessatz** ermittelt, mit dem die Kosten gedeckt sind.

Beim **externen Vergleich** wird dieser ermittelte Pflegesatzplatz nun mit anderen Pflegeheimen des Kreises verglichen. Bei einer Aufstellung aller vergleichbaren Heime wird eine Reihenfolge von sehr kostenintensiv bis sehr preiswert ermittelt und dieses Ranking gedrittelt. Wenn sich Ihre Einrichtung mit dem ermittelten Kostendeckungssatz im unteren Drittel bewegt, wird pauschal von einer plausiblen und damit wirtschaftlichen Kostenkalkulation ausgegangen.

Wenn der obere Wert im unteren Drittel überstiegen wird, ist die Einrichtung gezwungen, eine genaue Beweisführung für die Mehrkosten anzuführen. Dann steht die Auflistung und **Wertung der Besonderheiten dieser Einrichtung** an. Dabei sind tarifrechtliche Gehälter stets als wirtschaftlich angemessen zu werten ([29], S. 18).

Oft fordern die Kostenträger schon mit der ersten Kalkulation eine Menge mehr an Unterlagen und Daten ein. Solange Ihre kalkulierten Werte jedoch plausibel sind und im unteren Drittel liegen, empfiehlt Ifflander, sich hier nicht einschüchtern zu lassen. Denn nach dem Bundessozialgericht haben die Kostenträger zu diesem Zeitpunkt keine rechtliche Basis dafür ([29], S. 19).

Pflegesatzverhandlung eines Altenheims

Die Geschäftsführerin Ilse Köster will den Pflegesatz für ihr Heim »Fuchshöhe« neu verhandeln. Sie beginnt mit der Ermittlung folgender Kosten (◘ Tab. 5.4), die sich jeweils auf das gesamte Jahr beziehen.

◘ **Tab. 5.4** Kostenermittlung der »Fuchshöhe«

Posten	Beträge pro Jahr
Personalkosten: Brutto, Zuschläge, Sozialversicherungsabgaben, Ausfälle bei Krankheit	900.397,72 €
Mietkosten: Nebenkosten, Instandhaltung	75.633,00 €
Verpflegungskosten	41.745,00 €
Abschreibung/Leasing: Investition, Ausstattung, Fahrzeugleasing	21.690,00 €
Laufende Kosten: Büro- Putzmaterial, Versicherungen, medizinisches Versorgungsmaterial, KFZ-Betriebskosten	22.736,00 €
Werbung: Anzeigen, Flyer, Internet	2.540.00 €
Regiekosten/Verwaltungskosten: EDV, Software, Büromiete, Buchhaltungskosten, Jahresabschlussgebühren	3.240,00 €
Kalkulierte Gesamtjahreskosten	*1.067.981,72 €*

Kostenermittlung

Um den Kostendeckungstagessatz zu ermitteln, summiert sie alle bisherigen Kosten, teilt diese durch die Anzahl der Pflegeheimplätze und dividiert ein zweites Mal durch 365. Damit hat sie den sog. »Break-even«-Tagessatz ermittelt, mit dem die Kosten gedeckt sind.

Das Altenheim verfügt über insgesamt 42 Betten und hat eine durchschnittliche Auslastung von 85%, das entspricht 37 Betten auf das Jahr verteilt:

- 1.067.981,72 € ÷ 37 = 28.864,35 €
- 28.864,35 € ÷ 365 = **79,08 €**

Frau Köster ermittelt also einen Kostendeckungswert von 79,08 € pro Platz und Tag.

Auf die gleiche Weise werden die »Break-even«-Sätze für folgende Aspekte errechnet (◘ Tab. 5.5):

- Unterkunft und Verpflegung,
- Fahrdienst,
- Investitionskosten.

Unterkunft und Verpflegung beinhaltet Verpflegungskosten, laufende Kosten für Reinigungsmittel, Betriebs- und Nebenkosten, sowie Personalkosten für Hauswirtschaft.

Fahrdienst beinhaltet Wartungskosten, Steuern und Versicherung, laufende KFZ-Kosten, Personalkosten für den Fahrdienst.

◘ **Tab. 5.5** Einzelne Kostenaspekte der »Fuchshöhe«

Posten	»Break-even«
Unterkunft und Verpflegung:	13,01 €
Fahrtkosten	3,21 €
Investitionskosten	13,71 €
Gesamt	*29,93 €*

Investition beinhaltet Jahresabschreibung, Instandhaltung, Miete, Leasing und Kapitalkosten.

Jede der ermittelten drei Summen wird jeweils durch 37 und anschließend durch 365 dividiert.

Frau Köster subtrahiert nun vom Gesamtkostendeckungswert 79,08 € die Summe der drei ermittelten Werte 29,93 € und kommt damit auf **49,15 €**.

- Da die **Pflegestufe 2** mit einem Faktor von 1,0 bewertet wird entspricht der Betrag von **49,15 €** der Pflegestufe 2.
- Die **Pflegestufe 1** wird mit dem Faktor 0,8 gewichtet, was einem Preis von **39,32 €** entspricht.
- Die **Pflegestufe 3** wird mit dem Faktor 1,2 gewichtet, was einem Preis von **58,98 €** entspricht.

Die **obere Decke des unteren Drittels** der vergleichbaren Heime ermittelt Frau Köster mit einem Pflegesatz von 51 € für die Pflegestufe 2.

Damit wird für die Heimleiterin Frau Köster eine Steigerung von 1,85 € bei der Pflegestufe 2 erstrebenswert, was einer prozentualen Steigerung von 0,9435% entspricht. Dieses wird nun zum erklärten **Mindestverhandlungsziel**.

Für eine solche Forderung bedarf es einer gewissenhaften Vorbereitung der Verhandlung mit den Kostenträgern. Außerdem müssen die Bewohner und der Heimbeirat über eine Entgelterhöhung informiert und um Zustimmung gebeten werden.

Um die Argumentation vorzubereiten, bedarf es einiger ausführlicher Recherchen. Frau Köster macht sich eine Checkliste, auf welche Fragen sie sich vorbereiten will [1][30].

Checkliste

1. Welche Kostenerhöhungen fallen an (Lohnerhöhungen, Tarifsteigerungen, Energiekosten, Versicherungen, Inflation seit letzter Verhandlung)?
2. Wer sind meine Verhandlungspartner?

▼

3. Welche Entgelterhöhungen sind für unsere Bewohner zumutbar?
4. Wie ist unsere Bewohnerstruktur?
5. Welche besonderen Leistungen bietet die »Fuchshöhe«?
6. Wie soll der Personalschlüssel perspektivisch sein?
7. Welche Qualitätsstandards erfüllen wir, und welche Kosten sind damit verbunden?
8. Erstellen einer Marktanalyse zu vergleichbaren ortsansässigen Heimen
9. Vorbereitung der vier M's: Mind, Motivation, Macht und Mitgabe

Mit der Bearbeitung der Checkliste ergeben sich für Frau Köster erste Argumente, die sie zunächst unsortiert sammelt.

Sammelliste möglicher Argumente

- Seit der letzten Verhandlung vor 5 Jahren fallen nun einige **Lohnerhöhungen** für fünf ältere Mitarbeiterinnen an.
- Die **Energiekosten sind gestiegen**:
  - Gaspreise stiegen 2006 um 21% und seit 2000 um 50% (www.gastip.de).
  - Energiepreise insgesamt stiegen seit 2006 (www.verbraucherzentrale.de).
- Eine **Anhebung der Sozialversicherungsbeiträge** um 3% ist geplant.
- Die **Inflationsrate** stieg seit 2006 durchschnittlich um 1,84%, nämlich 2006 1,5%, 2007 2,2%, 2008 3,2%, 2009 0,5% und 2010 1,8% (http://www.wko.at/statistik/prognose/inflation.pdf).
- Als **Verhandlungsort** bietet sich das sog. Gartenhäuschen der »Fuchshöhe« an, ein kleines Gebäude, in dem bis zu 10 Personen problemlos unterkommen und das eine Anbindung an das Catering des Hauses sichert. Der Ort ist einerseits auf dem Gelände und doch anderseits zurückgezogen genug, um dort Verhandlungen zu führen. Außerdem sollen der Blick vom Gartenhäuschen und deren Lage die Vertragspartner in eine gute Verhandlungslaune versetzen.

▬ Die **Vertragspartner** sind sowohl die Pflegekasse (Pflegestu-
fen 1–3), als auch der Sozialhilfeträger (Stufe 0). Beide Parteien
kommen üblicherweise zu zweit (also vier), und Frau Köster
wird wieder mit ihrer Heimleiterin und dem Pflegedienstleiter
dabei sein [1].

▬ Die **Zumutbarkeit der Entgelterhöhungen** für ihre Bewohner
sieht Frau Köster optimistisch, da sich derzeit nur zwei Selbst-
zahler im Heim befinden, die keinerlei finanzielle Schwierigkeiten haben.

   ▬ Es gilt, den **Heimbeirat** rechtzeitig über die geplante Ent-
geltererhöhung zu informieren und sich das schriftliche
Einverständnis zu sichern. Die Argumentation der gestiegenen Kosten in den letzten Jahren dürfte den Heimbeirat problemlos überzeugen. Dennoch plant Frau Köster
ein Vorabgespräch mit dem Vorsitzenden, um die Situation persönlich zu besprechen und sich den Rückhalt zu
sichern.

▬ Die **Bewohnerstruktur** hat sich in den letzten Jahren ein wenig
verändert, zugunsten einer leichten Zunahme von Bewohnern
mit der Pflegestufe 1 (von 6 auf 9) und zusätzlichen Bewohnern
mit Depressionen. Die Pflegestufe 2 haben 19 Bewohner und
Pflegestufe 3 12 Bewohner. Außerdem sind 2008 zwei Selbst-
zahler der Stufe 0 hinzugekommen.

▬ Über die **zusätzlichen Leistungsangebote** setzt sich Frau Köster
mit der Heimleiterin und dem Pflegedienstleiter zusammen, um
den aktuellen Stand der Dinge zu ermitteln:

   ▬ Dank den Spenden von Angehörigen konnte der neue
Snoozelraum provisorisch eingerichtet werden. Er wird sehr
gut von den Bewohnern angenommen, insbesondere von
denen mit Demenz und mit Depressionen. Es fehlt noch an
Kissen, Matten und farbiger Beleuchtung. Musik und ein
großes Wasserbett sind vorhanden (Spenden von Angehörigen). Demenz und Depression in der Altenpflege sind ein
wichtiges Thema und die Forschung dazu zeigt auf, dass hier
Handlungsbedarf besteht [28][32].

- Um sich speziell dem Thema Depression zu stellen, wurde ein **Kooperationsprojekt mit dem Kindergarten** in der Nachbarschaft entwickelt. Nachdem die Eltern ihr Einverständnis gaben, kommen nun 8–10 Kinder einmal in der Woche mit einer Erzieherin und bekommen dann von zwei Bewohnerinnen im Speisesaal Geschichten vorgelesen. Dort werden auch andere Bewohner in Rollstühlen und gar Betten gefahren, die dabei sein möchten. Dann werden die Betten so tief es geht heruntergelassen und die Kinder haben die Gelegenheit, direkt Kontakt zu den Bewohnern aufzunehmen. Die ersten Begegnungen sind erfreulich verlaufen.

- Im Sommer gibt es im Garten ein **Sommerfest**, bei dem die Angehörigen und auch die Kinder und Eltern des Kindergartens eingeladen werden. Dieses Fest ist gleichzeitig Werbung für das Heim und Tag der offenen Tür.

- Perspektivisch soll das **Personal noch zusätzlich geschult** werden. An erster Stelle stehen hier die Themen »Depression im Alter«, »Umgang mit Demenz«, »Das Pflegekonzept von Krohwinkel«, »Fallbesprechungen« und «Rückenschonendes Arbeiten«. Dass dies zukunftsweisende und wichtige Themen sind, wurde in der Forschung belegt [28][32][69]. Entsprechende Fortbildungen wurden bereits beantragt. Die Kosten dafür liegen den Unterlagen bei.

- Eine Bewohnerin (Pflegestufe 1) und eine Pflegefachkraft sind Italienerin. In einem kleineren Projekt haben die beiden damit begonnen, beim morgendlichen Frühstück den anderen Bewohnern Italienisch beizubringen. Dieses spontane Experiment hat dazu geführt, dass mittlerweile 12 Bewohnerinnen regelmäßig **Italienischunterricht** bekommen. Jeden Donnerstag ist nun Italientag, an dem es ein typisches italienisches Gericht gibt (meistens Pasta) und vorm Essen gemeinsam ein italienisches Lied gesungen wird. Dieses regelmäßige Ereignis lockert die gesamte Stimmung auf und wirkt gut gegen die melancholische Stimmung einiger Bewohner.

– Die Fußpflegerin, die etwa alle 3 Wochen ins Haus kommt, hat sich in ihrer Praxis mit einer **Kosmetikerin** zusammengetan. Diese wurde einmal eingeladen, um Bewohnerinnen, die das möchten, zu schminken. Geplant ist, dieses Angebot zeitlich mit dem Konzert zu verbinden, dass einmal im Monat von Musikstudenten aus Dresden im Speisesaal aufgeführt wird. Dieses Konzert ist kostenlos und öffentlich, und es kommen zusehends mehr Angehörige und Freunde des Hauses dazu. Einige ältere Damen sehen sich bei diesem Anlass sicher gern geschminkt. Die Kosmetikerin ist auch Ausbilderin und kann sicher für eine Übergangszeit (oder auch für länger) ihre Schülerinnen zum kostenlosen Schminken der alten Damen bewegen. Zwei zahlungskräftige Bewohnerinnen zeigen sich bereit, die Kosten selbst zu übernehmen.

– Der **Personalschlüssel** müsste an die Leistungen und die hohe Qualität des Hauses angepasst werden. Bei einer Fluktuation (Schwangerschaften oder Wechsel) ist es schwer, gute Fachleute zu finden. Deshalb ist die gute Schulung, sowie Fort- und Weiterbildung des Personals nicht nur eine Investition in die Qualität, sondern sorgt auch für zufriedenes Personal [43].

– Die **Qualitätsbeauftragte** des Hauses plant eine Weiterbildung in DIN ISO 9000. Ein Antrag über die entsprechenden Kosten ist beigefügt.

– Die **Marktanalyse** über vergleichbare ortsansässige Heime (n = 18) liegt bei. Recherchiert wurde dazu in verschiedenen Datenbanken (z. B. destatis) und auf den Homepages der Heime.

– Die meisten Heime liegen mit ihrer Fachkraftquote bei unter 50% (durchschnittlich 46%), die »Fuchshöhe« dagegen bei 52%. Von den 18 Heimen des Kreises sind vier in den letzten Jahren mit negativen Schlagzeilen in der Presse aufgefallen. Ein Zusammenhang zwischen Qualitätsmängeln und niedriger Fachkraftquote konnte nachgewiesen werden.

- Die MDK-Kontrollen wiesen bei 11 Heimen auf Mängel hin. Die »Fuchshöhe« dagegen hat überragend gut abgeschnitten (keine Mängel).
- Die Forschung zeigt auf, dass die **Spiritualität im Alter** zunimmt. Diesem Bedürfnis möchte sich auch die Fuchshöhe nicht verschließen und plant, einen Andachtsraum einzurichten, der Elemente verschiedener Religionen enthalten soll (zunehmend muslimische Bewohner). Dafür wurde ein Projekt an zwei Hochschulen initiiert, die bezüglich gemeinsamer Bachelor-Arbeiten kooperieren werden. Auftrag ist, dass Pflegemanagementstudierende einer evangelischen Hochschule mit Architekturstudierenden der Universität miteinander einen solchen Andachtsraum entwerfen sollen, der den Bewohnern gerecht wird. Ein ehemaliger Bewohner hatte dafür bereits vor einem Jahr eine 80 cm große Madonna gespendet.
- Um die Wechselwirkungen bei Medikamenten zu reduzieren, kooperiert die »Fuchshöhe« nun seit vier Jahren mit einer **Apotheke**, die kostenlos diese Wechselwirkungen überprüft, sobald ein Mediziner ein zusätzliches Medikament für einen Bewohner verschreibt. Da die meisten Hausärzte und Fachärzte die Bandbreite an verschiedenen Medikamenten nicht mehr überblicken können, zahlt sich dieser Service aus. Die zuständige Apothekerin informiert dann den entsprechenden Mediziner direkt.

Aus all diesen angestellten Überlegungen gilt es nun, tragfähige Argumente für die Verhandlung abzuleiten.

Die vorbereiteten 4 M's

- **Mind**: Eine Erhöhung des Pflegesatzes um 5,5% ist dringend erforderlich, um die gestiegenen Kosten (Lohn, Energie) und die Inflationsrate zu kompensieren. Nur so können die besonderen Leistungen der »Fuchshöhe« und das hohe Qualitätsniveau gehalten werden.

▬ **Motivation**: Verglichen mit den anderen Heimen schreiben wir nicht nur schwarze Zahlen, sondern liefern auch eine überdurchschnittlich hohe Qualität sowie unvergleichbar gute und zielorientierte Leistungen. Zusammen mit dem guten Image unseres Hauses sollte es Ihnen Freude machen, uns angemessen zu unterstützen.

▬ **Macht**: Ohne eine Erhöhung der Pflegesätze sind Qualitätseinbußen zwangsläufig, was ja auf die Pflegekassen zurückfällt, wenn die Fehlerquote wegen einer Unterfinanzierung steigt.

▬ **Mitgabe**: Eine angemessene Vergütung für die »Fuchshöhe« zahlt sich für Sie aus, da Sie mit uns einen starken Vorzeigepartner an Ihrer Seite haben.

Fazit

Die Vorbereitung der Argumente für eine Verhandlung ist von entscheidender Bedeutung. Dabei bieten die vier M's nach Kellner ein ideales Grundgerüst (Mind, Motivation, Macht und Mitgabe). Beim Überzeugen gilt es die Vernunft walten zu lassen, die persönlichen Interessen beider Parteien im Blick zu haben und nur Vorschläge zu machen, mit denen das Gegenüber auch das Gesicht wahren kann.

Mit der Vorbereitung der Verhandlungsstrategie wird die Balance zwischen Sich-Durchsetzen und Nachgeben bestimmt. Mit Verhandlungstaktiken wird im Verhandlungsprozess entschieden, wie die Strategie verfolgt werden soll. Die Vielzahl solcher Taktiken deckt das ganze Spektrum mitmenschlicher Kommunikation ab und wirkt vorzugsweise auf der Beziehungsebene. So können Sie an die Fairness Ihres Verhandlungspartners appellieren, mittels Manipulation Druck erzeugen oder gar empört abbrechen.

Bei größeren Verhandlungen – wie beispielsweise die Pflegesatzverhandlung – gilt die rechtzeitige Vorbereitung. Drei Monate sind hierbei angemessen.

Steuern des Verhandlungsablaufs

Ironie ist die letzte Phase der Enttäuschung. (Anatole France, 1844–1924)

6.1 Kultureller Einfluss auf den Verhandlungsstil

Berufliche Verhandlungen werden von vielen verschiedenen Rahmenbedingungen beeinflusst. So spielt die Gesellschaft eine Rolle, deren **kultureller Hintergrund** sich auf die Verhandlungen auswirkt, die in diesem Land geführt werden. Dieser Zusammenhang konnte in verschiedenen Studien belegt werden.

So unterscheiden sich z. B. **Japaner** und **Amerikaner** in ihrem Verhandlungsverhalten. Während die Amerikaner stärker ergebnisorientiert vorgehen, legen Japaner mehr Wert auf prozessorientierte Aspekte, wie Vertrauensgewinnung oder gründlicher Informationsaustausch zwischen den Verhandlungspartnern [25].

Im Vergleich von **Süd-** mit **Nordamerikanern** zeigen sich die Südamerikaner geduldiger und mehr prozessorientiert. Die Nordamerikaner gehen eher zielorientiert vor, im Sinne von »time is money« [51].

Im Vergleich von **deutschen** mit **slowakischen** Verhandlungspartnern nehmen die Deutschen sich eher als zeitorientiert war mit der Fähigkeit einer gelungenen Streitkultur, während sie die slowakischen Kollegen eher als autoritätsgläubig beschreiben, die einen Verhandlungsstreit eher persönlich nehmen [45].

Auch die Verhandlungsstile von **Briten** und **Chinesen** unterscheiden sich. Während Briten die sachbezogene Verhandlung gern mit Smalltalk ergänzen, zeigen sich die Chinesen hier deutlich zurückhaltender und beschränken sich in ihrer Kommunikation eher auf das Verhandlungsobjekt [58].

Unternehmenskultur und Persönlichkeit

Auch die **Unternehmenskultur** mit ihren Werten, Regeln und Traditionen der jeweiligen Organisation spielt eine Rolle beim Verhandeln. Denn hier sind bewusste und unbewusste Überzeugungen eines Unternehmens gespeichert, welche die Verhandlungskultur prägen. In korrekter Reihenfolge wirkt damit die allgemeine Gesellschaftskultur auf die Unternehmenskultur, welche wiederum auf die Verhandlungskultur einwirkt, was sich dann im Verhandlungsstil zeigt [67].

Neben der unternehmensspezifischen Verhandlungsweise spielt auch die **Persönlichkeit** des Verhandelnden eine Rolle. Es gibt Menschen, die stets das Gefühl haben, nicht genug zu bekommen und dementsprechend regulär hart verhandeln, mit dem Ziel, insbesondere die eigenen Interessen durchzusetzen. Eine andere Persönlichkeit neigt vielleicht zu Schuldgefühlen und ist deshalb tendenziell eher bereit, Zugeständnisse zu machen. Während ein Dritter mit einem ausgeprägten Gerechtigkeitssinn durch das Leben geht und einen fairen, kompromissbereiten Verhandlungsstil lebt.

6.2 Phasen der Verhandlung

Es lassen sich mit Voeth u. Herbst vier Verhandlungsphasen unterscheiden (◘ Abb. 6.1; [67], S. 171):
— Einstiegsphase,
— Dialogphase,
— Lösungsphase,
— Abschlussphase.

Einstiegsphase

Die **Einstiegsphase** ist v. a. durch zwei Aspekte gekennzeichnet:
1. dem gegenseitigen Kennenlernen und
2. dem Festlegen der Agenda.

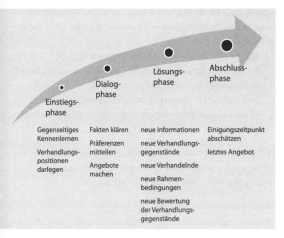

◘ Abb. 6.1 Verhandlungsphasen

Das Kennenlernen des Verhandlungspartners ist ein wichtiger Vorgang, der sich maßgeblich auf die Effektivität und Effizienz der Verhandlung auswirken kann ([67], S. 172). Dabei wird ein Kontakt hergestellt, der die Grundlagen der weiteren Kommunikation beeinflusst und das gegenseitige Vertrauen auslotet. Je besser sich die Parteien kennen, desto größer sind die Chancen, Missverständnisse zu vermeiden oder rechtzeitig ausräumen zu können.

Beim gemeinsamen Festlegen der Agenda werden die Verhandlungsgegenstände vorgestellt und Ziele der Verhandlung besprochen. Während Voeth u. Herbst [67] davon ausgehen, dass in dieser Phase bereits Verhandlungspositionen ausgetauscht und wünschenswerte Ergebnisse benannt werden sollen, warnt hier Schranner [56] vor zu viel Preisgabe am Beginn. Er empfiehlt eine möglichst offene und unstrittige Agenda vorzulegen, um im Verlauf der Verhandlung möglichst viel Spielraum zu haben. Gleichzeitig rät er, wenn Ihnen eine solche schwammige Agenda vorgeschlagen wird, niemals zuzustimmen. Hier ein Auszug ([56], S. 25):

»Vielen Dank für die Teilnahme an der heutigen Verhandlung. Wir freuen uns sehr, gemeinsam mit Ihnen die nächsten Schritte besprechen zu können.

Aus unserer Sicht wären drei Punkte wichtig:

1. Wir würden gerne verstehen, was genau Ihnen an der bereits kommunizierten Forderung so wichtig ist.
2. Dann würden wir unsere Sichtweise gerne darstellen.
3. Im Anschluss sollten wir gemeinsam einen Maßnahmenplan erarbeiten.

Wir hatten uns 60 Minuten der Verhandlung vorgenommen, wir sollten uns für jeden Punkt 20 Minuten Zeit nehmen.
Ist die Vorgehensweise für Sie so in Ordnung?«

Voeth u. Herbst [67] empfehlen schon zu Beginn die wesentlichen Verhandlungsziele zu benennen und aus taktischen Gründen lediglich einige wenige regelungsbedürftige Verhandlungsgegenstände zurückzuhalten.

Dialogphase

In der **Dialogphase** gilt es, die Fakten zu klären, Präferenzen mitzuteilen und Angebote zu eröffnen ([67], S. 188). Nachdem in der Einstiegsphase die gemeinsamen Ziele und unterschiedlichen Positionen benannt wurden, geht es nun darum, sich über die verschiedenen Interessen auszutauschen. In diesem Teil der Verhandlung spielt die kommunikative Kompetenz der Verhandlungspartner eine maßgebliche Rolle.

Um die **Fakten** zu **klären** ist es entscheidend, zunächst potenzielle Missverständnisse aufzuspüren, damit diese beseitigt werden können. So können z. B. bestimmte Verhandlungspositionen auf Annahmen fußen, die einfach nicht stimmen. Manchmal schafft ein gegenseitiger Austausch über Hintergrundinformationen Klarheit und erhöht die Chance auf fehlerfreie Interpretation der Datenlage. Es kommt jedoch nicht selten vor, dass die beiden Verhandlungspartner die gleichen Informationen unterschiedlich bewerten. Hier kann es sinnvoll sein, objektive Kriterien heranzuziehen und die Interessen hinter den Positionen auszuloten.

Nun gilt es, die **Präferenzen mitzuteilen**, d. h. kritische Verhandlungsgegenstände zu benennen und deutlich zu machen, welche Reihenfolge in der Wichtigkeit sich für die beiden Parteien ergeben. Dabei bleibt zu bedenken, dass die Gegenpartei auch aus taktischen Gründen die wirklich wichtigen Verhandlungsgegenstände noch gar nicht benannt hat. Dennoch sollte in dieser Phase der Klärungsversuch über die Präferenzen vorangetrieben werden.

Als nächstes werden **Angebote gemacht**, um eine mögliche Einigung zu erreichen. Voeth u. Herbst empfehlen hierbei ein dialogisches, also abwechselndes Vorgehen. In dieser sensiblen Prozessphase können harsche Aussagen oder Forderungen zu einem Verhandlungsstillstand (**deadlock**) oder sogar zu einem Verhandlungsabbruch führen. Häufig zu beobachten ist in dieser Phase das starre Festhalten an den eröffneten Angeboten mit der Verweigerung weiterer Zugeständnisse. Dann empfiehlt sich eine Verhandlungspause oder -unterbrechung, um beiden Parteien die Möglichkeit des Nachdenkens mit Abstand zu geben.

Lösungsphase

In der **Lösungsphase** gilt es, neue Wege zu schaffen, um die festgefahrene Situation aufzulösen. Das kann auf verschiedene Weise geschehen, indem z. B. [67]:

- neue Informationen eingebracht werden,
- neue Verhandlungsgegenstände mitgeteilt werden,
- die Bewertung um die Verhandlungsgegenstände eine Veränderung erfährt,
- die Rahmenbedingungen geändert werden, z. B. Wechsel des Verhandlungsorts,
- neue Verhandlungspartner hinzukommen oder die »alten« ausgetauscht werden.

Bis zu diesem Punkt konnten sich die Parteien lediglich auf kompatible, also unstrittige Themen einigen. Obwohl eine Art Pattsituation geschaffen wurde, sind beide noch daran interessiert, die Verhandlung fortzusetzen. Gewarnt sei an dieser Stelle vor künstlicher Verschleppung der Verhandlung, was lediglich Ressourcen verbraucht oder mürbe macht.

Wenn **neue Informationen** eingebracht werden, kann dieses zu recht unterschiedlichen Konsequenzen führen. So können sich die Machtverhältnisse durch Beteiligung Dritter zuungunsten einer der beiden Parteien verändern, oder neue Argumente machen bisher bereits gemachte Zugeständnisse hinfällig. Neue Informationen können auch die bisherigen Bewertungsmaßstäbe verschieben und zu einer Schwerpunktverlagerung führen ([67], S. 183).

Die Überarbeitung der Agenda wird notwendig, wenn **neue Verhandlungsgegenstände** hinzukommen oder gegen bereits eingebrachte ausgetauscht werden. Es kann auch zu einer Einigung kommen, indem auf besonders kritische Verhandlungsgegenstände im weiteren Verlauf verzichtet wird und nur die leichter verhandelbaren Aspekte besprochen werden.

Durch die **neue Bewertung von Verhandlungsgegenständen** eröffnet sich die Möglichkeit neuer Lösungen. Hier ist Kreativität und Mut gefragt, die alten Wege zu verlassen und die Courage zu einer neuen Entscheidung zu finden.

Veränderte Rahmenbedingen können z. B. ein Ortswechsel der Verhandlung sein oder das Anbinden des Verhandlungsergebnisses an zukünftige Ereignisse. Letzteres ist der Fall, wenn die Lohnverhandlung des Chief Executive Officer (CEO) mit dem Vorstand abhängig von dem Verlauf der Börsennotierung des Unternehmens in den nächsten sechs Monaten gemacht wird. In diesem Fall sprechen wir von **conditional contracts**, die einen Vertrag an bestimmte Bedingungen knüpfen.

Abschlussphase

In dieser Phase geht es nicht mehr um die Frage, ob man sich einigt, sondern wann und wie.

Den Zeitpunkt, zu dem der Verhandlungspartner die Verhandlung beenden möchte, richtig einzuschätzen, zählt zu den schwierigsten Aufgaben innerhalb der Verhandlungsführung ([67], S. 186).

Hat einer der Verhandlungspartner den Eindruck, das Gegenüber »ist so weit«, liegt die Verführung nahe, nun mit Zeitdruck zu arbeiten. Doch genau das ist in der Abschlussphase mit Vorsicht zu genießen, da Verhandlungsdruck dazu führen kann, bisherige Zugeständnisse zurückzunehmen. Häufig kommt es in dieser Phase zum Kundtun eines »letzten Angebots«, was im besten Fall angenommen wird oder ggfs. Nachverhandlungen erforderlich macht.

In der Abschlussphase werden die erreichten Einigungen zusammengefasst und protokolliert. Mögliche Follow-up-Verhandlungen werden festgelegt oder der Rahmen zur Umsetzung der Einigung besprochen.

6.3 Konflikte in Verhandlungen

Konflikte sind der Ort, wo Spannungen in Aktionen verwandelt werden. (Susanne Idlka)

Professionelle Kommunikation ist während einer Verhandlung das größte Steuerungsinstrument! Deshalb lohnt es sich, dieses Thema genauer zu beleuchten. Es liegt in der Natur von Verhandlungen, dass Parteien aufeinander stoßen, die unterschiedlicher Meinungen sind. Deshalb besteht prinzipiell die Gefahr eines Konflikts. Das Positive an Konflikten ist, dass sie die Chance für Veränderungen mit sich bringen. Obwohl Konflikte zum täglichen Leben gehören, sind die meisten Menschen nur schlecht darauf vorbereitet [65].

Bei Verhandlungsgesprächen gibt es jede Menge Auslöser für einen Konflikt:

- die Komplexität einer Verhandlung, also Menge der Verhandlungsgegenstände oder Verhandlungsteilnehmer,
- Missverständnisse durch unterschiedliche Fachsprachen, wenn z. B. ein Jurist auf einen Psychologen trifft,
- unterschiedliche moralische Vorstellungen der Verhandlungspartner,
- unterschiedliche Persönlichkeiten der Verhandelnden, wenn z. B. ein Zwangsneurotiker mit einem fröhlichen Luftikus verhandelt,
- unklare Formulierungen, z. B. wenn viel mehr erwartet als gesagt wird und die unausgesprochene Erwartung erfüllt werden soll,
- fehlende Gesprächskompetenz einer oder beider Verhandlungsparteien.

In einer Verhandlung ist es nicht entscheidend, ob es zu einem Konflikt kommt oder nicht, sondern wie damit umgegangen wird. Ein proaktives Herangehen mit der Bereitschaft zur Klärung möglicher Missverständnisse steigert die Möglichkeit einer Konfliktlösung (◘ Abb. 6.2).

Wenn eine der Parteien eine eher aggressive Strategie wählt, kann sich das leicht auf die andere Partei übertragen. So führt eine barsche Zurückweisung von gemachten Angeboten nicht selten zu Drohungen oder Rechtfertigungen, während Attacken Gegenangriffe auslösen und Forderungen zu Gegenforderungen führen können ([65], S. 228).

Konfliktanalyse

Hat sich ein Konflikt in der Verhandlung festgefahren und lähmt beide Gesprächspartner (◘ Abb. 6.3), empfiehlt sich eine Unterbrechung, die Sie zur Konfliktanalyse nutzen sollten. Es kann sich da-

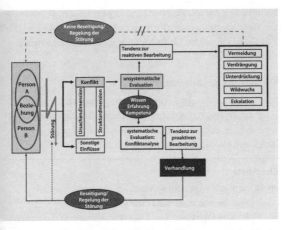

Abb. 6.2 Proaktiver und reaktiver Verlauf des Konflikmanagements. Aus: Tries J, Reinhardt R (2008) Konflikt- und Verhandlungsmanagement, Springer [65]

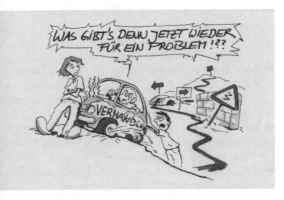

Abb. 6.3 Schwierigkeiten

bei um eine halbe Stunde Pause handeln oder um eine Fortsetzung der Verhandlung zu einem späteren Zeitpunkt. Je nachdem, wie viel Zeit Sie haben, wählen Sie die Kurzanalyse oder die umfassende Konfliktanalyse.

Kurzanalyse des Konflikts

Bei der Kurzanalyse des Konflikts geht es primär um die Klärung von Verhalten und damit verbundenen Gefühlen in der Verhandlung. Folgende Checkliste soll dabei die Analyse erleichtern ([65], S. 298):

Checkliste

- Worum geht es in dem Konflikt?
  - Welche Interessen und Ziele verfolge ich?
  - Welche Interessen und Ziele verfolgt mein Verhandlungspartner?
  - Hat der Konflikt eine Historie?
  - Kann es sich um ein Missverständnis handeln?
- Welche Verhaltensweisen des Konfliktpartners stören oder ärgern Sie besonders?
  - Welche Gedanken löst das bei mir aus?
  - Welche Gefühle löst das bei mir aus?
- Wie wirkt sich das Verhalten meines Konfliktpartners bei mir aus?
  - Welche Verhaltensweisen des Konfliktpartners lösen welche Verhaltensweisen meinerseits aus?
- Wir wirkt sich mein Verhalten bei meinem Konfliktpartner aus?
  - Welche meiner Verhaltensweisen bewirken beim Konfliktpartner welche Verhaltensweisen?
- Wie gelingt es mir, meine unguten Gefühle zu kontrollieren und mich wieder auf die Sachebene einzulassen?
  - Gibt es kleine hilfreiche Rituale, die mir helfen, meine Gefühle »herunterzukochen« (frische Luft, Hände waschen, Kaffee holen, auf der Toilette ein Lied pfeifen …)?

▼

- Ist es wichtig, nach der Pause unfaire Verhandlungstaktiken des Gesprächspartners anzusprechen?
- Wie ist der Verhandlungsstand?
  - Wie viel Einigung haben wir bereits erzielt?
  - An welchen Punkten gehen unsere Forderungen auseinander?

Mit dieser Checkliste im Verhandlungskoffer sind Sie auch für Ernstfälle gewappnet. Nach der Verhandlungspause ist es wichtig, den bisherigen Verhandlungsstand noch einmal zusammenzufassen (mit der Betonung auf bereits erreichte Einigungen oder der Bereitschaft, sich auf das weitere Gespräch einzulassen). Bei dieser Zusammenfassung sollte der Schwerpunkt auf der Sachebene liegen und die Gefühlsebene nur formell eingebracht werden, im Sinne von »Bezüglich des Preises konnte noch kein Einvernehmen erzielt werden, hier liegen wir beide noch weit auseinander. In der Verhandlungspause hatten wir nun beide die Gelegenheit, unserer Gemüter zu beruhigen, sodass wir nun die nächsten Schritte angehen können.«

Umfassende Konfliktanalyse

Wenn ein paar Tage zwischen den Verhandlungen liegen, bleibt Zeit für eine umfassende Konfliktanalyse. Wenn wir über das Verhalten unseres Verhandlungspartners verärgert oder beleidigt sind, gibt es oft einen wahren Kern dabei, der uns getroffen hat. Bei der umfassenden Konfliktanalyse sollten wir uns deshalb Zeit für eine Selbstreflexion nehmen. Die ehrliche Auseinandersetzung mit den eigenen Schwächen zählt zu den größten Herausforderungen der menschlichen Existenz und bedarf einer gewissen Courage. Die folgenden Fragen helfen bei einer umfassenden Konfliktanalyse [65], S. 293 ff).

Fragen einer umfassenden Konfliktanalyse

- Beschreiben Sie den Konflikt aus Ihrer Perspektive:
    - Worum geht es dabei?
    - Gibt es eine Historie zum Konflikt (ältere Entstehungsgeschichte)?
    - Welche Bedingungen/Auslöser führten zu dieser Störung?
    - Ist der Konflikt für beide Seiten sichtbar oder erlebe ich das nur so?
    - Könnte die erlebte Spannung vielleicht auch als »reinigendes Gewitter« verstanden werden?
- Beschreiben Sie Positionen, Interessen und Ziele:
    - Welche Positionen (Angebote, Forderungen) vertrete ich? Welche Interessen und Ziele stecken hinter meinen Positionen?
    - Welche Positionen (Angebote, Forderungen) vertritt mein Verhandlungspartner? Welche Interessen und Ziele sind hinter diesen Positionen zu vermuten?
    - Bei welchen Aspekten gibt es ein gegenseitiges Grundverständnis?
    - Bei welchen Themen gehen wir auseinander?
- Beschreiben Sie die Drahtzieher hinter Ihrem Verhandlungspartner:
    - Wem gegenüber ist Ihr Verhandlungspartner rechenschaftspflichtig?
    - Wie stark schätzen Sie den Einfluss derjenigen ein, die hinter Ihrem Verhandlungspartner stehen (also unsichtbar mit am Verhandlungstisch sitzen)?
- Beschreiben Sie den Verhandlungsdruck:
    - Wie sehr sind Sie selbst auf einen erfolgreichen Ausgang der Verhandlung angewiesen?
    - Welche möglichen Auftraggeber stehen hinter Ihnen (unterstützend/belastend)?

▼

- Was vermuten Sie, wie groß der Verhandlungsdruck für Ihren Verhandlungspartner ist?
- Welche möglichen Einflussgrößen unterstützen oder belasten Ihren Verhandlungspartner?

■ Beschreiben Sie die aufgekommenen Emotionen:
- Welche Verhaltensweisen Ihres Gesprächspartners haben welche Gefühle bei Ihnen ausgelöst?
- Worüber genau sind Sie verärgert, verängstigt, beleidigt, verunsichert oä.?
- Welche meiner Verhaltensweisen hat vermutlich welches Gefühl bei meinem Verhandlungspartner ausgelöst?
- Wie sehr belastet Sie dieser Konflikt (leicht, mittel, stark)?
- Wie sehr ist Ihr Verhandlungspartner vermutlich durch diesen Konflikt belastet (leicht, mittel, stark)?

■ Beschreiben Sie mögliche Lösungen:
- Wie sieht Ihr Wunschergebnis in dieser Angelegenheit aus?
- Was vermuten Sie über das Wunschergebnis Ihres Verhandlungspartners?
- Was vermuten Sie über die Mindesterwartung Ihres Verhandlungspartners?
- Überlegen Sie sich (falls noch nicht geschehen) eine Reihe möglicher Lösungen, die auch für Ihren Gesprächspartner akzeptabel sind.

■ Vorbereitung auf die weitere Verhandlung:
- Wie möchten Sie die weitere Verhandlung einleiten?
- Auf welche Themen der letzten Verhandlung müssen oder wollen Sie noch einmal eingehen?
- Welche Themen lassen Sie gezielt aus?
- Sollten bestimmte Verhandlungsgegenstände von der Agenda gestrichen werden, um die Einigung in anderen Bereichen zu erleichtern? Wenn ja, welche?

Selbstreflexion eines Verhandlungskonflikts

Ganz mutige Menschen begeben sich in eine systematische Selbstreflexion, was auch Spiegelarbeit (**mirror work**) genannt wird. Diese Methode ist effektiv, aber anspruchsvoll. Die Herausforderung liegt darin, die eigenen Projektionen auf den Gesprächspartner zurückzunehmen und in die volle Eigenverantwortung zu gehen. Bei der Anwendung dieser Methode gilt der allgemeine Grundsatz: Übung macht den Meister!

Die Spiegelarbeit erfolgt in vier Schritten und wird allein praktiziert. Entscheidend dabei ist die Ehrlichkeit beim Beantworten der Fragen. Es beginnt damit, dass uns jemand verärgert, also einen »Knopf bei uns drückt«.

✅ **Praxistipp**

1. Stellen Sie fest, wenn jemand einen Knopf bei Ihnen gedrückt hat. Der gedrückte Knopf führt zu einer Ladung, die sich entweder in einer Über- oder Unterreaktion äußert.
2. Fragen Sie sich selbst, was Sie ganz ehrlich dabei gefühlt haben, als bei Ihnen dieser Knopf gedrückt wurde.
3. Fragen Sie sich nun, was Sie mit sich selbst machen, um das gleiche Gefühl (wie unter 2. beschrieben) bei Ihnen auszulösen.
4. Reflektieren Sie die letzte Antwort solange, bis Sie in der Lage sind, die Eigenverantwortung zu übernehmen und zu sehen, dass dieser Knopf nur deshalb bei Ihnen gedrückt werden konnte, weil das Ihr persönliches Thema ist und Sie sich diesbezüglich nicht besser behandeln. Wenn dieser Schritt gelungen ist, fällt es Ihnen leicht, Ihrem Gesprächspartner nicht nur zu vergeben, sondern auch dankbar dafür zu sein, dass Sie dieses persönliche Thema nun endlich bearbeiten konnten.

Um diese anspruchsvolle Spiegelarbeit besser zu verstehen, wird im Folgenden ein Beispiel dazu geschildert:

Der Verhandlungspartner hat Sie darauf aufmerksam gemacht, dass es im vorliegenden Vertrag eine neue Klausel gibt, die nun zum Einsatz kommt. Mit einem überheblichen Lächeln stellt er fest »*Ach, Ihnen ist wohl die Klausel noch nicht bekannt?*« Diese Kommunikation drückt einen Knopf in Ihnen.

Das Gefühl, das bei Ihnen als erstes aufkommt, ist Ärger. Doch wenn Sie ehrlich nachforschen, stellen Sie fest, dass hinter dem Ärger Scham und Versagensangst stecken. Die Peinlichkeit, sich nicht ausreichend auf die Sitzung vorbereitet und diese Klausel übersehen zu haben, treibt Ihnen die Schamesröte ins Gesicht und gleichzeitig kommt die Angst auf, versagt zu haben.

Sie überlegen nun, was das für Situationen in Ihrem Leben sind, in denen Sie selbst Schamgefühle erzeugen und was Sie tun, um eigene Versagensängste zu wecken.

Wenn Sie daran denken, dass Sie sich in einem Telefonat mit einem Freund abfällig über die eigene Ehefrau geäußert haben und zu spät bemerkten, dass Ihre Frau im Nebenzimmer alles mitbekommen hat, schämen Sie sich gleich wieder. Um das zukünftig zu verhindern, nehmen Sie sich vor, nicht mehr über andere Menschen, insbesondere Ihre Ehefrau zu lästern.

Als Ihre Tochter vier Jahre alt war, musste sie an den Mandeln operiert werden. Damals haben Sie die notwendige Bescheinigung des Anästhesisten einfach unterschrieben, ohne die ganzen möglichen Folgen eines solchen Eingriffs genau durchzulesen. Als Ihre Tochter dann allergisch auf die Narkose reagierte und sie mehrere Tage in ein künstliches Koma gelegt wurde, haben Sie sich große Vorwürfe gemacht und waren von einer schlimmen Versagensangst getrieben. Seitdem reagieren Sie schnell über, wenn Ihnen Inkompetenz unterstellt wird und die alten Gefühle von damals im Krankenhaus sind sofort wieder in voller Intensität da.

Dank dieser Reflexion über die selbst produzierte Scham und Versagensangst sehen Sie, dass diese beiden Themen alte Empfindlichkeiten darstellen, die leicht ausgelöst werden können. Doch die härteste Verurteilung nimmt dabei niemand anders vor

▼

als Sie selbst. Um sich endgültig von der damaligen Scham zu befreien, bitten Sie Ihre Frau noch einmal um Entschuldigung für Ihr Verhalten (dies kann auch gedanklich geschehen, wobei jedoch das direkte Gespräch meist die intensivere Wirkung hat). Sie erkennen, dass Sie sich bei der Versagensangst in erster Linie selbst verzeihen müssen. Das ist oft besonders schwer. Auch hier hilft Ihnen das gemeinsame Gespräch mit Ihrer Frau über die damalige Narkose der Tochter.

6.4 So steuern Sie die Verhandlung

Verantwortlich ist man nicht nur für das, was man tut, sondern auch für das, was man nicht tut. (Laotse, 600 v. Chr.)

Der Verhandlungsverlauf wird durch viele Dinge beeinflusst, wie die Verhandlungslaune der Beteiligten, den Mut der Beteiligten, sich auf neue Lösungen einzulassen oder einfach, ob die Chemie der Verhandlungspartner stimmt. In jeder Verhandlung gibt es Möglichkeiten, zur Steuerung des Ablaufs aktiv beizutragen.

Gesprächsablauf

Der ideale Gesprächsablauf einer Verhandlung verläuft in sieben Phasen und soll im Folgenden tabellarisch dargestellt werden (■ Tab. 6.1; [36], S. 134 ff).

Reden und reden lassen

»*Profis lassen reden.*« behauptet Hedwig Kellner ([36], S. 129). Gerade zu Beginn einer Verhandlung empfiehlt es sich, dem Verhandlungspartner genügend Raum für die Darstellung der eigenen Ziele und Interessen zu geben. Zuhören ist hier die große Kunst, die zum

...inen ermöglicht, den Verhandlungspartner zu verstehen und auch Botschaften zwischen den Zeilen herauszuhören, und zum andern ist das Zuhören generell eine freundliche Geste und eine vertrauensfördernde Maßnahme. Sich selbst gleich mit einem Redeschwall einzubringen hat viele Nachteile. Ein solches Verhalten wirkt unsicher und die Argumente am Anfang können leicht untergehen.

Tab. 6.1 Idealer Gesprächsablauf in Anlehnung an Kellner [35]

Phase	Beispiel
Positiver Start	Begrüßen, Getränke anbieten, Beteiligte vorstellen: »Ich freue mich, dass ….« »Schön, dass Sie sich diesen Termin einrichten konnten.«
Einstieg ins Thema	Sofort zur Sache kommen, allerdings nur mit einem Satz: »Es geht heute um ….« »Ich möchte mit Ihnen über … sprechen.« »Sie kennen unseren Standpunkt zu ….« »Ich möchte gerne mit Ihnen eine Einigung zu … erreichen.« Nach diesem Einstieg innehalten und dem Gesprächspartner die Möglichkeit geben, sich zu äußern. Falls er das nicht macht, gehen Sie über zur nächsten Phase.
Anliegen darstellen	Das Anliegen umreißen, Ziele und Argumente benennen, ohne dabei gleich »das ganze Pulver zu verschießen« oder den Gesprächspartner »zuzutexten«: »Wenn Sie einverstanden sind, stelle ich Ihnen zunächst unser Anliegen vor?« Bei Einverständnis starten, sonst beginnt der Verhandlungspartner. Argumente (4 M's) darlegen (Machtmittel zurückhalten und ggf. einige Argumente für später bereithalten): Angebote eröffnen: »Ich biete Ihnen an ….« Wünsche äußern: »Von Ihnen hätte ich gern … .«
Reden lassen	Dem Verhandlungspartner Zeit für seine Darstellung geben und nicht Dazwischenreden, aber aktiv zuhören! »Jetzt interessiert mich natürlich, wie Sie das Ganze sehen.« Den Redefluss auch dann nicht unterbrechen, wenn Sie nun einen Vortrag darüber bekommen, warum Ihr Anliegen nicht akzeptabel ist. Es ist besser sich Notizen über das Gehörte machen

◨ **Tab. 6.1** Fortsetzung

Phase	Beispiel
Verhandeln zum Ergebnis	Wenn beide ihre Argumente hinreichend dargelegt haben, geht es jetzt um das Aushandeln. Tanzen Sie Schritt für Schritt den Lösungstango und betonen Sie dabei stets, worüber Sie sich bereits geeinigt haben. Jetzt gilt es, abwechselnd Angebote zu eröffnen, Lösungen aufzuzeigen, Grenzen zu benennen, Bedenken zu äußern, Forderungen zu stellen und Vorschläge zu entwickeln. Richten Sie Ihre Aufmerksamkeit auf das, was geht, statt auf das, was gerade nicht geht. Ermuntern Sie mit offenen Fragen: »*Wo sehen Sie noch weitere Lösungsmöglichkeiten?*« »*Wie können wir in dieser Sache zusammenkommen?*« Ein Zug-um-Zug-Vorgehen ist hier wichtig, bei dem sich stets beide schrittweise annähern. Sorgen Sie dafür, dass keine einseitigen Zugeständnisse machen, während der andere sich stur stellt.
Fazit	Eine Zusammenfassung des Ergebnisses ist hier von besonderer Wichtigkeit, weil es häufig vorkommt, dass der Verhandlungspartner sich hier an andere Dinge erinnert und deshalb zu einem anderen Ergebnis kommt: »*Okay, wir haben uns also darauf geeinigt, dass ... . Ich nehme Ihr Angebot ... mit folgender Einschränkung an ... . Dafür sind Sie zukünftig bereit, ... Ich werde Ihnen eine schriftliche Zusammenfassung unserer Einigung noch einmal zukommen lassen.*« Je nach Verhandlung mag hier auch ein Handschlag reichen, wobei Sie mit einem Protokoll immer auf der sicheren Seite sind.
Positiver Abschluss	Versöhnliche oder anerkennende Worte sind abschließend ein klares Muss einer professionellen Verhandlung, egal wie heiß es hergegangen sein mag: »*Sie haben es mir nicht leicht gemacht, doch ich denke, wir können mit dem Ergebnis zufrieden sein.*« Es besteht hier die Möglichkeit, noch einmal das Mitgabeargument einzubringen: »*Die Verwaltungsleitung Ihres Hause wird dieses Vorgehen sehr zu schätzen wissen.*«

Darüber hinaus können Sie den Verhandlungspartner verärgern, wenn dieser das Gefühl hat, nicht zu Wort zu kommen ([36], S. 130).

Aktives Zuhören kann schwer fallen, wenn ([15], S. 118 ff):

- Ihr Gegenüber sich die ganze Zeit verteidigt oder rechtfertigt,
- Ihr Gegenüber ein schwaches Selbstbewusstsein hat,
- die Batterie leer ist,
- Sie selbst mit vorgefasster Meinung herangehen oder sich überlegen fühlen.

Es hat viele Vorteile, dem Verhandlungspartner den größten Redeanteil zuzugestehen. Sie wirken damit kooperativer, was beim anderen den sog. Fairnessinstinkt auslösen kann und die Bereitschaft weckt, Ihnen ebenfalls zuzuhören ([36], S. 141). Ganz wesentlich beim aktiven Zuhören ist es, den Gesprächspartner besser kennenzulernen und herauszufinden, wie er denkt, was er wirklich will und was ihm wichtig ist. Mit diesen Informationen können Sie sowohl die Sachebene als auch die Beziehungsebene klarer strukturieren.

Fragetechniken

Wenn du eine weise Antwort verlangst, musst du vernünftig fragen. (Johann Wolfgang von Goethe, 1749–1832)

Führungskräfte wissen: «*Wer fragt, der führt*.». Deshalb sind gute Fragen starke Instrumente, mit denen Sie den Verhandlungsverlauf steuern können. Gute Fragen sind dabei klar, präzise und auf den Verhandlungspartner zugeschnitten. Schlechte Fragen bleiben schwammig, verallgemeinern zu sehr, als dass sie nützliche Antworten hervorlocken oder sie sind suggestiv. Es gibt eine ganze Reihe von Begriffen, mit denen Fragen relativiert werden und damit schwammig bleiben, wie z. B. bald, viele, etwas, billig, hohe Qualität oder substanziell ([15], S. 136).

Es empfiehlt sich, in Verhandlungen nichts als gegeben hinzunehmen, sondern sich mit Nachfragen ein genaues Bild zu machen.

Denn die Verhandlungspartner können etwas ganz Unterschiedliches meinen, wenn sie sagen » *Wir wollen dieses Projekt baldmöglichst beginnen.*«. Für die Stationsärztin kann der Projektbeginn den nächsten Monat bedeuten, während der Verwaltungsleiter dabei das nächste Jahr assoziiert.

> Deshalb gilt die Regel: »*Lieber einmal mehr als einmal zu wenig nachgefragt.*«.

Die Einstiegsfrage sollte dabei jeweils offen gestellt werden, um dann mit Präzisionsfragen anzuschließen.

Einstiegsfrage: » *Wie stellen Sie sich unsere weitere Zusammenarbeit vor?*«

Präzisionsfragen: »*Soll diese Kooperation die nächsten drei Jahre bestehen? Planen Sie selbst bei den weiteren Gesprächen unserer beiden Unternehmen dabei zu sein? In welchen Zeitabständen sollten wir unsere Gespräche fortführen?*«

Wenn Sie **Fakten** in Erfahrung bringen wollen, dürfen Sie nicht nach **Meinungen** fragen und umgekehrt. Mit der Frage: » *Wie schätzen Sie die Situation ein?*« kann vielleicht ein Gespräch eröffnet werden, doch echtes Wissen werden Sie damit nicht generieren. Anders bei Fragen nach Fakten, wie: » *Wie viel Geld müssen wir investieren, um den Bau im November zum Abschluss zu bringen?*«

Suggestivfragen gilt es zu vermeiden. Einerseits werden damit bestimmte Antworten suggeriert, die vielleicht nicht ehrlich sind (im Sinne von »*Sie sind doch sicher auch der Meinung, dass … .*«), und andererseits kann sich der Gesprächspartner damit unter Druck gesetzt und unwohl fühlen.

Wenn Sie mehrere Fragen in Folge gestellt und damit eine Menge Antworten generiert haben, empfiehlt es sich, die Ergebnisse von Zeit zu Zeit zu **paraphrasieren**, also mit eigenen Worten zusammenzufassen. Damit überprüfen Sie, ob Sie Ihr Gegenüber richtig verstanden haben und signalisieren damit gleichzeitig: »*Ich höre Dir zu!*«.

Lassen Sie sich in einer Verhandlung nicht mit ungenauen Aussagen abspeisen, sondern fragen Sie jeweils präzisierend nach.

Wenn z. B. gesagt wird »*Gute Qualität ist uns wichtig!*«, können Sie nachsetzten mit »*Nach welchen Qualitätsstandards arbeiten Sie, und wie evaluieren Sie Ihre Prozesse?*«.

❯ Und natürlich ist das Zuhören wichtig; wenn jemand auf Ihre Frage antwortet, unterbrechen Sie ihn nicht!

Abstecken klarer Ziele

Ein wesentliches Steuerungsinstrument ist die klare Mitteilung von Zielen, Interessen und Angeboten. Nichts ist ermüdender, als wenn jemand »um den heißen Brei redet«. Deshalb können Sie eine Verhandlung maßgeblich dadurch beeinflussen, dass Sie gleich zu Beginn deutlich machen, was Ihr Anliegen ist und was Sie in der heutigen Verhandlung erreichen wollen. Gute Ziele erfüllen dabei die SMART-Kriterien (spezifisch, messbar, akzeptabel, realistisch und terminiert; ▶ Abschn. 4.2; [55]). (▶ Top im Job: Albert: »Jein« – Entscheidungsfindung)

Körpersprache

Wir alle sind zweisprachig. Denn neben der verbalen läuft immer auch die nonverbale Kommunikation mit, also Mimik, Gestik, Körpersprache. Während wir verbal lügen können, bleibt die Körpersprache in aller Regel ehrlich. Das bedeutet, dass Sie stets und ständig körpersprachliche Signale senden, die mit Ihren aktuellen Gedanken, Gefühlen oder Vorstellungen zu tun haben.

Die Körpersprache ist größtenteils unbewusst. Doch die sog. Verhaltensspiegelung lässt sich gezielt einsetzten. Aus der Kommunikationsforschung wissen wir, dass Menschen, die füreinander offen sind, im Verlauf eines Gesprächs unbewusst oft die Körperhaltung ihres Gegenübers imitieren. Das lässt sich z. B. in Talkshows beobachten, wenn ein Gesprächspartner seine Körperhaltung ändert (z. B. das rechte Bein über das linke schlägt) und die Moderatorin oder ein anderer Teilnehmer diese Haltung übernimmt. Mit der bewussten Imitation der Körperhaltung in einer Verhandlung werden insbesondere zwei Ziele verfolgt. Einerseits geht es darum, sich in das Gegenüber einzufühlen (Empathie), und andererseits ist es für den Gesprächspartner oft unbewusst ein positives Signal, im Sinne von »*Der lässt sich auf mich ein.*«. In Studien konnte nachgewiesen werden, dass sich die Körpersprache auf die Kommunikation und Entscheidungsfindung auswirkt [13].

Unterstützend können Sie mit einer offenen Körperhaltung ins Gespräch gehen, indem Sie das Verschränken der Arme vermeiden und den Blickkontakt halten. Wenn Ihr Gegenüber die Arme verschränkt, bemühen Sie sich, dieses Verhalten nicht zu imitieren.

Gefühle

Gefühle können den Verhandlungsprozess beeinflussen. Um eine positive Wirkung zu erreichen, sind positive Emotionen wichtig. Ziel sollte dabei sein, die Verhandlungslaune Ihres Gegenübers positiv zu beeinflussen und aufkommende negative Gefühle zu bereinigen. Schließlich wollen Sie am Ende der Verhandlung nicht nur ein gutes Ergebnis erreicht haben, sondern auch ein gutes Gefühl zu dem guten Ergebnis.

Emotionen werden häufig zwischen den Zeilen mitgeteilt. Hier gilt es, genau hinzuhören oder »hinzufühlen«. Wenn z. B. Ihr Geschäftspartner sich im Gespräch ständig mit »*Ja, aber ... .*« wiederholt, können Sie davon ausgehen, dass er sich nicht gut fühlt, weil er viele Bedenken hat oder glaubt, sich rechtfertigen zu müssen. Dann empfiehlt es sich, ihm Raum für seine Vorstellungen und Ideen zu geben und ihn nicht mit den eigenen Vorschlägen zu überschütten. Hilfreich könnte dabei sein, schrittweise vorzugehen.

Der Pflegedirektor (PD) einer Klinik verhandelt mit dem Verwaltungsleiter (VWL) um Projektgelder.

PD: »*Ich würde gern besser verstehen, was genau Ihre Bedenken sind. Würden Sie mir bitte sagen, was Ihre Sorgen bezüglich unseres gemeinsamen Projekts sind?*«

Und später setzt der PD nach mit:

»*Okay, nun verstehe ich, was Ihre Bedenken sind. Sie fürchten insbesondere, dass die Investition in dieses Projekt sich zu langsam auszahlt und die eingesetzten Ressourcen derzeit eine zu große Belastung sein könnten. Abgesehen von diesen Befürchtungen, welche positiven Effekte versprechen Sie sich denn durch unser gemeinsames Projekt? Wären auch kurzfristig positive Effekte denkbar?*«

In diesem Beispiel wird einerseits auf die Bedenken (negative Emotionen) eingegangen und zugleich auch auf mögliche positive Auswirkungen (positive Emotionen) hingearbeitet.

Ich-Aussagen

In der Ich-Form zu sprechen, hinterlässt generell einen selbstbewussten Eindruck. Während Formulierungen mit »wir« oder »man« eher als ein unspezifisches Verstecken wahrgenommen werden. Mit einer selbstbewussten Haltung (in der Sie selbst entscheiden und nicht eine Organisation oder ein Team, das hinter Ihnen steht), signalisieren Sie die notwendige Kompetenz.

Das können Sie auch von Ihrem Verhandlungspartner erwarten. Wenn dieser sich z. B. in Aussagen flüchtet, wie »*Das müssen wir nochmal prüfen.*« können Sie nachfragen »*Wer genau wird diese Prüfung vornehmen?*«.

»Pause-Taste«

Manchmal braucht es einfach eine Pause, um wieder verhandlungsfähig zu sein. Diese Pausen können kurz sein, wie beim Kaffee holen, dem Toilettengang oder dem Öffnen eines Fensters. Eine angenehme Unterbrechung kann auch das Erzählen einer Anekdote oder ein humorvoller Input sein.

Sollte sich ein Verhandlungsmarathon einstellen, ist es wichtig, auf genügend Pausen zu achten, um sich von den Anstrengungen zu erholen. Scheint die Situation mit mehreren Verhandlungspartnern festgefahren, ist zu überlegen, zunächst bilaterale Gespräche zu führen, um mögliche Zugeständnisse vorab auszuloten.

✅ Praxistipp

Machen Sie keine Zugeständnisse unter Zeitdruck und achten Sie auf den eigenen Akku. Wenn der Akku leer ist, steigt die Unaufmerksamkeit und damit die Fehlerquote. Bei manchen Verhandlungen reicht eine kurze Pause oder auch nur der Gang zur Toilette. Bei wichtigen Entscheidungen müssen Sie vielleicht eine Nacht darüber schlafen.

Der holländische Psychologe Ap Dijksterhuis [14] belegte durch seine Forschungen mit Managern, die angesichts einer komplexen Datenlage wichtige Entscheidungen treffen mussten, dass weder die spontan Intuitiven noch die rationalen Denker die erfolgreichste Entscheidung trafen (◨ Abb. 6.4). Diejenigen, die langfristig das beste Ergebnis mit ihrer Entscheidung hatten, gingen folgendermaßen vor: Sie haben sich zunächst alle notwendigen Informationen zum Thema angeeignet, um sich dann drei Tage mit völlig anderen Dingen zu beschäftigen. In dieser scheinbaren Ruhepause sortierte das Unbewusste die Datenmengen, die vom Verstand allein nicht zu bewältigen waren. Nach den drei Tagen trafen sie die Entscheidung dann eher intuitiv.

Auch der Schlafforscher Jan Born [8] von der Universität Lübeck weist in seinen Forschungen nach, dass auch dann etwas in uns passiert, wenn wir uns nicht bewusst damit beschäftigen. An seiner Studie nahmen 191 Freiwillige teil, mit denen bewiesen werden konnte, dass Menschen im Schlaf lernen. Bei komplexen Verhandlungen kann es deshalb sinnvoll sein, wenn drei Tage mit anderen Beschäftigungen zwischen einzelnen Verhandlungsabschnitten liegen.

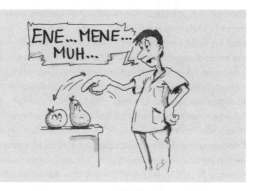

◘ Abb. 6.4 Ene-Mene-Muh…

Verhandeln über Behandlungsoptionen

Sofi (23) ist eine Studentin aus Georgien, die ihr Taschengeld mit einem achtwöchigen Studentenjob auf einem Bauernhof in Deutschland aufbessern möchte. An ihrem ersten Arbeitstag stürzt sie mit einem Fahrrad auf dem Hof, und der linke Ellbogen schwillt schmerzhaft an. Während die Schwellung zurückgeht, bleiben die Schmerzen konstant, sodass ihr der Bauer empfiehlt, den Arm in einer Klinik röntgen zu lassen. Sofi ist unsicher und ängstlich und war noch nie in einem Krankenhaus. Da der Bauer nicht vom Hof weg kann, bietet sich ein Urlaubsgast des Bauernhofes (Maria) an, Sofi in die Klinik zu begleiten.

In der Klinik wird der Arm geröntgt. Der Chirurg erklärt, dass die Speiche angerissen sei, und der Arm deshalb operiert werden müsse. Sofi bricht in Tränen aus und kann dem weiteren Gesprächsverlauf nicht mehr folgen. Maria gibt sich mit der Aussage des Mediziners nicht zufrieden und fragt hartnäckig weiter. »Herr Doktor, wenn Sie die gleiche Verletzung hätten und sich im Ausland befinden würden, würden Sie sich dann operieren lassen?« Nach einiger Zeit gesteht der Mediziner, dass er sich selbst nicht wegen eines sol-

▼

chen Befunds operieren lassen würde, er dies jedoch sagen müsse, um nicht später regresspflichtig zu werden. Wenn Sofi z. B. später Leistungssport betreiben würde und durch den betroffenen Arm nur minimal eingeschränkt wäre, könnte sie ihn verklagen. Eine Alternative wäre die Ruhigstellung des Arms durch eine Gipsschiene und die Beobachtung des weiteren Heilungsverlaufs in den nächsten Wochen. Sofi ist immer noch aufgelöst und kann diese Informationen nicht verarbeiten. Vor lauter Angst scheinen ihre Deutschkenntnisse plötzlich nicht mehr auszureichen, um eine Entscheidung zu treffen. Maria bittet den Mediziner um Verständnis für diese belastende Situation für Sofi und bittet um eine einstündige Auszeit, in der sie mit Sofi eine Entscheidung finden will. Der Arzt ist überraschenderweise sofort einverstanden.

Maria geht mit Sofi in ein benachbartes Café. Sie erklärt ihr in aller Ruhe noch einmal, was der Arzt gesagt hat und welche Möglichkeiten sie nun hat. Sofi fühlt sich so fern ihrer Familie allein. Maria bietet ihr an, ihre Familie in Georgien anzurufen, um sich den notwendigen Rückhalt für eine Entscheidung zu holen. Dabei stellt sich heraus, dass eine Schwester von Sofi ebenfalls in Deutschland einen Studentenjob hat und diese über gute deutsche Sprachkenntnisse verfügt. Gemeinsam beschließen sie, mit dieser Schwester zu sprechen. Nach dem Telefonat, in dem beide abwechselnd mit der Schwester sprachen (Sofi weinend und Maria informierend), kann Sofi sich für eine Gipsschiene und gegen eine OP entscheiden. In Rücksprache mit dem Bauern erklärt dieser sich bereit, die anstehenden Kosten zu übernehmen, bis die Krankenkasse von Sofi das Geld zahlen wird.

Nach dieser Pause ist Sofi erleichtert und kann sich vertrauensvoll auf die weitere Behandlung mit dem Arzt einlassen.

Umgang mit Einwänden

Einwände in Verhandlungen können berechtigt oder unberechtigt sein. Bei unberechtigten Einwänden beruht die Annahme einer Partei auf einem Irrtum, während ein berechtigter Einwand den Fakten entspricht und damit begründet ist ([36], S. 147).

Hedwig Kellner ([36], S. 151) empfiehlt folgendes Vorgehen bei Einwänden in Verhandlungen:

- Widerstehen Sie dem Wunsch, Einwände Ihres Verhandlungspartners zu widerlegen.
- Akzeptieren Sie Vorwände als Rückzugsmanöver.
- Klären Sie unberechtigte Einwände taktvoll auf.
- Lösen Sie das Problem bei einem berechtigten Einwand.

Mit den folgenden Techniken können Einwände elegant abgefedert werden ([36], S. 151):

- **Vorwegnehmen**: Benennen Sie das Hindernis zuerst und beseitigen Sie es.
- **Aufwiegen**: Wiegen Sie den Nachteil mit einem Vorteil auf.
- **Problemlösung entwickeln**: Lösen Sie das Problem für den anderen.
- **Alternativen anbieten**: Machen Sie einen anderen Vorschlag.
- **Akzeptieren und Appellieren**: Bitten Sie, Ihnen trotzdem entgegen zu kommen.

Wenn jemand Einwände macht, möchte er damit ernst genommen werden. Deshalb ist hier aktives Zuhören das Mittel der Wahl, um dann über das Gesagte nachzudenken. Diese Denkpause kann unterstützt werden mit Äußerungen wie »*Ah ja, verstehe.*« Egal wie lapidar Ihnen der Einwand erscheint, es ist wichtig, diesen nicht zu verniedlichen (»*Ist doch nicht so schlimm.*«) oder gar nicht ernst zu nehmen (»*Mit solchen Nebensächlichkeiten sollten wir uns hier nicht aufhalten.*«). Gehen Sie auf den Einwand, also das Problem ein, wiegen es auf, suchen nach Alternativen oder akzeptieren das Gesagte mit der Bitte, dennoch weiter zu verhandeln ([36], S. 151).

Problemlösetechniken

Sie können vor und während der Verhandlung eine Reihe von
Techniken zum Einsatz bringen, mit denen Sie aufkommende oder
bestehende Probleme aktiv angehen können.

Verhandlungen können ins Stocken geraten, wenn auf unbefrie-
digenden Aspekten aus der Vergangenheit »herumgeritten« wird
oder die Nichteinigungsmomente überbetont werden. Pessimisten
fällt das Problemlösen deshalb schwer, weil sie insbesondere die
Dinge sehen, welche scheinbar nicht funktionieren, Angst machen
oder verunsichern. Mit anderen Worten: sie denken viel mehr über
das »Scheitern« nach als über das »Gelingen«.

> ❯ Deshalb ist die wichtigste **Problemlösekompetenz** die Fähig-
> keit, über Möglichkeiten der Veränderung nachzudenken und
> sich auf eine positive Zukunft zu beziehen. Gegen ein gesundes
> Misstrauen ist nichts einzuwenden. Wenn jedoch nur Misstrauen
> vorhanden ist, bleibt keine Kraft für konstruktive Lösungen.

Wenn sich die Verhandlung nicht auf einen Gegenstand beschränkt
oder mehrere Verhandlungspartner am Tisch sitzen, kann dies die
Komplexität und damit Unübersichtlichkeit des Geschehens steigern. Vielleicht gelingt es Ihnen schon vorher, die gesamte Thema-
tik in einem Schaubild zu verdeutlichen. Hüten Sie sich jedoch
davor, mit diesem Bild zu beginnen, das kann lehrerhaft wirken.
Warten Sie den richtigen Zeitpunkt ab, und holen Sie sich das
Einverständnis aller, bevor Sie dieses Modell mit einfachen Strichen
an einem Flipchart festhalten ([11], S. 131 ff).

Auch mit der Strukturierung des Zeitplans kann Komplexität
reduziert werden. Sobald Sie sich über die Agenda und die Reihenfolge der Bearbeitung geeinigt haben, könnten Sie den einzelnen
Tagesordnungspunkten bestimmte Zeiten zuordnen, in denen Sie
es für realistisch halten, die Themen zu bearbeiten.

Innovative Lösungen erfordern die Fähigkeit, über den »Tellerrand« hinaus denken zu können [62]. Erst dieser Weitblick ermöglicht z. B. aus einer distributiven Verhandlung eine integrative zu

machen. Entwickeln Sie vorab und auch während der Verhandlung Lösungsideen, die Vorteile für alle Beteiligten bringen. Eine Auswahl an Möglichkeiten erhöht die Chance, sich auf eine der Möglichkeiten zu einigen.

✅ Praxistipp

Die Steuerkraft des **Mitgabearguments** ist nicht zu unterschätzen. Geben Sie Ihrem Verhandlungspartner zugleich die Begründung für seine Vorgesetzten mit auf den Weg, damit er auch diese von dem Verhandlungsergebnis überzeugen kann.

6.5 Der gute Stil in einer Verhandlung

Die Einhaltung des guten Stils kann Vorbildcharakter in einer Verhandlung entwickeln. »*Guter Stil ist der Puffer, der Reibungsverluste vermeidet.*« ([36], S. 152 f). Hierzu zählen z. B. Höflichkeit und Freundlichkeit sowie der Verzicht auf miese Tricks.

■ Tab. 6.2 Guter Verhandlungsstil

Aktiv betreiben	Unterlassen
Freundlichkeit und Höflichkeit sowie Ansprechen des Verhandlungspartners mit seinem Namen	Tricks oder Lügen einsetzen
Überzeugen durch Argumente	Überreden statt Überzeugen
Einhalten aller Formalien (Pünktlichkeit, Protokoll, Einhalten der Hierarchie …)	Ankündigung von kämpferischen Absichten gegenüber Dritten vor Verhandlungsbeginn
Ansprechen aller Anwesenden	Verniedlichen oder Nicht-ernst-Nehmen von Einwänden
Blickkontakt suchen und halten	Vermischen von Person und Sache
Machen Sie es Ihren Verhandlungspartnern leicht, Ihnen zuzuhören.	Mit Dritten darüber sprechen, wie das Ergebnis zustande kam.

Zum guten Stil in Verhandlungen gehört es außerdem, einige Dinge aktiv zu betreiben und andere bewusst zu unterlassen (□ Tab. 6.2; in Anlehnung an [36], S. 152 ff).

Fazit

Den Verhandlungsverlauf können Sie auf vielfältige Art und Weise selbst steuern. So lassen sich die einzelnen Phasen gut vorbereiten, wie

- eine Agenda festlegen (Einstiegsphase),
- Fakten, Präferenzen und Interessen bestimmen (Dialogphase),
- viele Lösungen vorbereiten (Lösungsphase),
- das Zurechtlegen freundlicher Schlussworte (Abschlussphase).

Bei aufkommenden Konflikten können Sie um eine Unterbrechung bitten, um entweder eine Kurzanalyse oder eine umfassende Analyse des Konfliktes vorzunehmen. Hierzu haben Sie die entsprechenden Checklisten für den »Ernstfall« stets dabei (► Abschn. 6.3).

Die Selbstreflexion des Verhandlungskonflikts trägt oft entscheidend zur Problemlösung bei und ist zugleich eine hohe Kunst, die geübt werden muss. Die Technik der Spiegelarbeit ist eine sehr effektive Methode, die allerdings höchste Ansprüche an den Verwender stellt.

Der gesamte Gesprächsablauf lässt sich insbesondere durch eine positive Grundhaltung beeinflussen, wie der respektvolle Umgang, die Ausrichtung auf die Sachebene und den Mut, Missverständnisse situationsangemessen auszuräumen. Die Fähigkeit zum Zuhören und Ausreden lassen, sowie die Geduld beim Ringen um Lösungen können sich auszahlen. Auch der gute Stil in einer Verhandlung hat sich bewährt.

Schwierige Verhandlungen

Der Bach, der stets den Weg des geringsten Widerstandes geht, wird krumm. (Emil Oesch, 1894–1974)

Verhandlungen werden regelmäßig zu Herausforderungen, wenn der Verhandlungspartner uns emotional reizt. Das ist insbesondere dann der Fall, wenn das Gegenüber mauert, angreift, einschüchtert oder aggressives Verhalten an den Tag legt.

William Ury, der gemeinsam mit Roger Fisher, den Klassiker über Verhandlungsmanagement [19] schrieb, ging der Frage nach, wie sich schwierige Verhandlungen auflösen und emotional belastende Situationen versachlichen lassen [66]. Seine Vorschläge dazu sind alltagstauglich und praktikabel. Mit etwas Übung können Sie damit festgefahrene oder hochgeschaukelte Verhandlungssituationen entspannen. Zu diesen Vorschlägen zählen:

- auf verbale Angriffe nicht reagieren,
- den Verhandlungspartner entwaffnen,
- das »Spiel« ändern,
- Brücken bauen,
- Macht konstruktiv einsetzen.

Auf verbale Angriffe nicht reagieren

Verbale Angriffe legen es nicht selten darauf an, Sie aus der Reserve zu locken und Sie selbst zu unbedachten Gefühlsausbrüchen zu verleiten. Genau dem heißt es hier zu widerstehen, dem Gegenüber keine Angriffsfläche zu zeigen. Das gelingt am besten, indem Sie nicht reagieren! Um das eigene Verhalten unter Kontrolle zu bringen, können Sie es z. B. mit Thomas Jefferson halten »*Wenn Sie wütend sind, dann zählen Sie bis zehn; wenn Sie sehr wütend sind, dann zählen Sie bis 100.*«

Wie kann es gelingen, nicht zu reagieren? Dazu hat Ury eine ganze Reihe von Taktiken entwickelt. Zunächst können Sie sich auf den eigenen Atem konzentrieren und bewusst langsam ausatmen.

Ein **Perspektivwechsel** kann helfen, auf das negative emotionale Angebot nicht einzusteigen. Statt sich auf das Gesagte und vielleicht Beleidigende einzulassen, distanzieren Sie sich, indem Sie die Situation »von oben« betrachten. Sie beobachten wie von einem Balkon aus, was gerade im Raum geschieht und überlegen, welche Ursachen dieses Verhalten haben könnte. Dabei ist es sinnvoll, sich **in den Verhandlungspartner zu versetzen**, um zu verstehen, warum er emotional reagiert. Fühlt er sich selbst unter Druck oder will er Sie gezielt provozieren?

✅ **Praxistipp**

Um Zeit zu gewinnen können Sie auch »**zurückspulen**«, indem Sie das bisher Gesagte noch einmal sachlich zusammenfassen im Sinne von »Wenn ich Sie richtig verstanden habe, wollen Sie ... .«. Mit diesem Vorgehen lässt sich die angespannte Situation entdramatisieren.

Eine weitere Möglichkeit ist das Einlegen einer **Pause**, indem Sie entweder einfach nichts sagen (also auf den Angriff nicht reagieren) oder gelassen eine Verhandlungspause vorschlagen.

»**Das Spiel benennen**« meint, den Ausbruch der Gegenseite kurz zu kommentieren, ohne dabei selbst anzugreifen, um dann die Verhandlung fortzuführen im Sinne von »*Okay, das musste anscheinend mal raus. Dann schlage ich vor, jetzt weiter über den Punkt ... zu sprechen.*« ([66], S. 29 ff).

Den Verhandlungspartner entwaffnen

Statt auf einen Schlagabtausch einzugehen oder den Kampf anzunehmen empfiehlt Ury, **an die Seite des Gegenübers zu treten**. Damit tun Sie genau das Gegenteil von dem, was Ihr Verhandlungspartner erwarten wird. Mit einer solchen unerwarteten Reaktion entwaffnen Sie Ihr Gegenüber, weil Sie ihm keinen Widerstand bieten und sich aus der Position »Feind von Gegenüber« in die Position »Verhandlungspartner an Deiner Seite« begeben. Wie kann das gelingen?

Eine wesentliche Rolle spielt dabei das **aktive Zuhören** statt dagegen anzureden, herausfinden, was der Verhandlungspartner meint und will, was seine **Gefühle und Kompetenzen** sind und diese **anzu-erkennen** und zu akzeptieren im Sinne von »*Ich kann verstehen, dass Sie das aufregt.*« oder »*Auf dem Gebiet der Medizintechnologie sind Sie der Experte hier im Raum.*«. Es geht dabei nicht um ein »Sich-Einschleimen«, sondern um ein respektvolles Miteinander.

✅ Praxistipp

Wenn Ihr Gegenüber auf eine Ihrer Aussagen aggressiv reagiert hat, spricht nichts dagegen, sich dafür zu **entschuldigen**. Ganz im Gegenteil, Sie können mit einer ernstgemeinten Entschuldigung den respektvollen Umgang fördern.

Eine Möglichkeit den Verhandlungspartner zu entwaffnen besteht darin, sich seinem **Rhythmus anzupassen**. Wenn er z. B. stets langsam und bedächtig spricht, wäre es wenig förderlich, wenn Sie einen schnellen und hektischen Ton anschlagen. Auch die Körperhaltung kann imitiert werden, wenn dies nicht zu übertrieben wirkt oder Ihr Gegenüber stets die Arme verschränkt.

Small Talk in den Verhandlungspausen kann Vertrauen aufbauen, dem besseren Kennenlernen dienen und auch Widerstand reduzieren.

Wichtig ist, sich nicht einschüchtern zu lassen und **furchtlos** aufzutreten. Das gelingt, wenn Sie z. B. über vorhandene Differenzen mit **Optimismus** reden und sich eher darauf beziehen, was Sie möchten, statt Ihr Gegenüber anzugreifen. Auch kann es sinnvoll sein, den Ärger zu benennen, im Sinne von »*Sind Sie böse auf mich oder haben Sie bloß einen schweren Tag?*« ([66], S. 81). Polarisierungen können aufgelöst werden, indem Sie sich »Ja-aber-Sätze« abgewöhnen und stattdessen formulieren »*Ja … und …*«. So verbinden Sie zwei unterschiedliche Ideen, statt diese zu trennen ([66], S. 59 ff).

Das Spiel ändern

Statt auf das Angebot, einen aggressiv geschossenen Ball zurückzuschießen einzugehen, haben Sie die Möglichkeit, das Spiel zu verändern [11]. In Verhandlungen werden regelmäßig Positionen benannt, die gefordert oder erwartet werden. Statt auf diese Positio-

nen einzugehen, gilt es also, die **Interessen dahinter** zu **erkunden**
(Man denke an die beiden Schwestern, die sich um eine Orange
streiten.). Auch kann die Position des Gegenübers als ein erstes Angebot interpretiert werden, um dann dazu aufzufordern, gemeinsam nach weiteren Optionen zu suchen.

Hilfreich ist hierbei das **systematische Erfragen** von Interessen,
Ideen oder Möglichkeiten, um die ZOPA zu erreichen. ZOPA steht
für **Zone Of Possible Agreement** und beschreibt den Einigungsbereich ([56], S. 43). Dieses Fragenstellen lässt sich üben. Auch kann
es hilfreich sein, eine Reihe möglicher Fragen schon vorbereitet zu
haben. Die Fragen sollten dabei offen, respektvoll und erkenntnis-
fördernd sein. Es bieten sich z. B. Formulierungen an wie » *Was
müsste geschehen, damit wir in diesem Punkt eine Annäherung erreichen?* « oder auch » *Was wäre wenn …?* «

Statt einen Angriff persönlich zu nehmen, haben Sie die Möglichkeit diesen als **Angriff** auf das Problem **umzudeuten**. Bei län-
geren Verhandlungen ist es geschickt, zunächst Ich-Aussagen in
den Vordergrund zu stellen, um dann später **zum Wir** zu kommen
im Sinne von » *Wie können wir dieses Ziel gemeinsam erreichen?* «.

> ✅ **Praxistipp**
>
> Wenn Sie eine Frage gestellt haben, **warten Sie die Antwort
> ab.** Auch im Schweigen kann eine gewisse Macht liegen.

Eine gute Möglichkeit, Ihr Gegenüber aktiv einzubeziehen, ist z. B.,
wenn Sie ihn **um Rat bitten** im Sinne von » *Was würden Sie mir raten, wenn Sie in meiner Haut stecken würden und diese Entscheidung
treffen müssten?* «.

Wenn die Verhandlung stagniert und durch hartnäckiges
» Mauern « oder Festhalten an Positionen gekennzeichnet ist, besteht die Möglichkeit **neue Verhandlungsregeln** vorzuschlagen
im Sinne von » *Wir kommen an dieser Stelle grad nicht weiter. Lassen
Sie uns doch mal gemeinsam überlegen, wie wir die Regeln unserer
Verhandlung ändern könnten, damit wir weiter kommen.* «
([66], S. 92 ff).

Brücken bauen

Mit Brücken sind Wege gemeint, die es dem Verhandlungspartner erleichtern, eine Einigung mit Ihnen zu erzielen. Dazu gehört insbesondere, die Probleme des Gegenübers zu betrachten, statt nur an den eigenen festzuhängen. Eine Lösung für den Verhandlungspartner bedeutet, dass sein **wesentliches Interesse** hinter seiner Position **befriedigt** wird.

Ergebnisse müssen **das Gesicht der Beteiligten wahren**. Statt mit einer Lösung vorzupreschen empfiehlt es sich, diese als eine Möglichkeit zu diskutieren. Das **Einbeziehen des Verhandlungspartners beim Suchen nach Lösungen** sichert seine Beteiligung. Um eine Option nicht als »meine Idee« zu verkaufen, kann es sinnvoll sein, einen Bezug zu früheren Aussagen des Gegenübers aufzuzeigen. Im Sinne von »*Der Vorschlag, den Sie vorhin gemacht haben, bringt mich auf die Idee ... .*« ([66], S. 152).

Macht konstruktiv nutzen

In Verhandlungen spielt Macht immer eine Rolle. Entscheidend ist, den Verhandlungspartner nicht an die Wand zu spielen, sondern diesen **mit Fakten zur Einsicht bringen**. Deshalb empfiehlt Ury, das Gegenüber nicht zu bekämpfen, sondern aufzuklären. Und beim Einsatz von Macht gibt er folgende Formel mit auf den Weg: »*Jedem Gramm Macht, das Sie einsetzen, müssen Sie ein Gramm Versöhnlichkeit hinzufügen.*« ([66], S. 159).

Es kann sinnvoll sein, die Folgen des Scheiterns durch **geschickte Fragen** aufzuzeigen im Sinne von »*Was, glauben Sie, wird geschehen, wenn wir uns nicht einigen?*« ([66], S. 162). Dabei ist es wichtig, **nicht zu drohen, sondern lediglich zu warnen**. Der Unterschied besteht in der Intention. Eine Warnung ist objektiv und respektvoll (»*Ich frage mich, was der Betriebsrat zu diesem Vorschlag sagen wird.*«), während eine Drohung subjektiv ausgerichtet ist und einer feindseligen Einstellung entspringt (»*Wenn Sie das Ihrem Betriebsrat vorschlagen, wird der Sie auslachen.*«).

Eine weitere Möglichkeit Macht auszuüben besteht in der direkten oder indirekten **Ansprache der eigenen BATNA** (▶ Abschn. 4.2), also der besten Alternative zur möglichen Einigung. Sie könnten den Verhandlungspartner z. B. fragen, was er denkt, was Sie machen würden, wenn es hier zu keiner Einigung kommt.

Wenn die verbalen Angriffe Ihres Gegenübers Sie »auf die Palme bringen« und Sie am liebsten zum Gegenangriff übergehen wollen, rät Ury zur **Zurückhaltung** (bis 10 oder mehr zählen) und weiterhin zum **respektvollen Umgang** (auch wenn es schwer fällt). Auch sollten Sie nur **legitime Mittel** einsetzen und dem Verhandlungspartner immer **einen Ausweg lassen**. Ein in die Enge gedrängtes Gegenüber wird früher oder später zurückschlagen oder zumindest die Umsetzung des Ergebnisses hinauszögern oder blockieren [66].

Eine weitere Form der Einflussnahme ist die **Gewinnung von weiteren Unterstützern**. Vielleicht kann der Geschäftsführer, Bürgermeister oder gar Seelsorger ein gutes Wort für Sie beim Verhandlungspartner einlegen. Oder Sie **appellieren an seine Freunde** oder Geschäftspartner.

Ury rät sogar, selbst dann zu verhandeln, wenn Sie einfach siegen könnten, da eine gemeinsame Verhandlung die Beziehung für weitere Gespräche fördern kann und somit Grundlagen für die Zukunft geschaffen werden nach dem Motto: »*Man sieht sich immer zwei Mal im Leben.*«.

7.1 Schwierige Menschen

Verhandlungen basieren auf der Grundlage von menschlichen Begegnungen. Wie erfolgreich diese verlaufen, hängt entscheidend von der Beziehungsebene der beiden Verhandlungspartner ab. Dieser menschliche Faktor macht Verhandlungen immer wieder spannend und kann eine Herausforderung darstellen.

Während wir mit dem versöhnlichen Verhandlungstyp eher »ein leichtes Spiel« haben, kann uns der Streitsüchtige, der Besserwisser, der Überhebliche, der Nörgler, der Dickfellige oder gar Hintertriebene durchaus »ins Schwitzen bringen«.

Letztlich gibt es kein Patentrezept, wie mit welchem Verhandlungstyp am besten zu verfahren ist. Hilfreich kann ein gewisses Verständnis für das wenig charmante Verhalten sein, um nicht gleich zum Gegenangriff überzugehen. So kann hinter einem streitsüchtigen Menschen jemand stecken, der nie Gehör gefunden hat und immer laut werden musste, um wahrgenommen zu werden. Die Arroganz von Besserwissern oder Überheblichen mag der Versuch sein, sich an etwas festzuhalten (z. B. Wissen oder Schichtzugehörigkeit), um die eigentlich empfundene Wertlosigkeit zu kompensieren. Ein Nörgler hat vielleicht viele schlechte Erfahrungen im Leben gemacht und kann deshalb gar nichts Positives erwarten. Der Dickfellige führt vielleicht ein langweiliges Leben, mit wenig spannenden Anreizen. Der Hintertriebene mag nichts anderes gelernt haben, als andere »über's Ohr zu hauen«.

> Dieses Verständnis bedeutet allerdings nicht, dass Sie sein Verhalten entschuldigen. Es dient nur der eigenen Beruhigung, um nicht selbst zum »HB-Männchen« zu werden.

Bei aller Einfühlung ist es wichtig, die eigenen Grenzen festzulegen, wie viel Toleranz Sie bereit sind, für Ihr Gegenüber aufzubringen [18]. So können Sie z. B. die erste spitze Bemerkung des Verhandlungspartners einfach überhören. Wenn dieser jedoch nicht aufhört zu sticheln, sollte das Verhalten konfrontiert werden. Manchmal reicht ein einfaches »*Das habe ich jetzt überhört.*«. Wenn das nicht hilft, können Sie rückfragen »*Denken Sie, dass uns solche Bemerkungen weiter bringen?*«. Wenn auch das nicht fruchtet, muss eine klare Grenze gezogen werden: »*Mit diesem Verhalten beleidigen Sie mich. Ich möchte, dass Sie mir den gleichen Respekt entgegen bringen, wie ich Ihnen.*«

Sollte der Verhandlungspartner sich in einen Wutanfall hineinsteigern, bewahren Sie Ruhe und warten bis er vorbei ist. Wenn es Ihnen gelingt, sich nicht persönlich angegriffen zu fühlen, können Sie mit einem kurzen, verständnisvollen Kommentar wieder zur Tagesordnung übergehen.

Wenn der Wutanfall sich jedoch wie eine Nebelwolke im Raum ausgebreitet hat und Ihnen im wahrsten Sinne des Wortes »die Luft nimmt«, sollten Sie eine Pause vorschlagen, durchlüften und dann sachlich weiter machen.

Verhandlungstypen

Ein Optimist sieht eine Gelegenheit in jeder Schwierigkeit; ein Pessimist sieht eine Schwierigkeit in jeder Gelegenheit. (Winston Spencer Churchill, 1874–1965)

Mittlerweile gibt es einige Autoren, die Menschen in verschiedene Verhandlungstypen kategorisiert haben, um den Umgang mit ihnen zu erleichtern [15][33][38]. Als grobe Orientierung mag das hilfreich sein, doch sind Menschen weit komplexer, als eine Typologie sie fassen könnte. Es reicht also in den Verhandlungen nicht aus, das Gegenüber in eine Schublade zu stecken und dann das entsprechende Programm abzurufen. Für diejenigen, die über wenig Menschenkenntnis verfügen, sind solche Kategorien jedoch eine gute Grundlage, um sich auf die Verhandlung vorzubereiten.

So unterscheidet Claudia Kimich [38] vier verschiedene Verhandlungstypen:

- Max und Maxima, die strategischen Gewinnmaximierer,
- Domenik und Domenika, die dominanten Powerpakete,
- Star und Stella, die mitreißenden Entertainer,
- Traugott und Traudel, die loyalen Unterstützer.

Für jeden dieser Verhandlungstypen gibt es eine Anleitung zur Vorbereitung und eine Warnung, was jeweils zu unterlassen ist.

So hilft bei **Max und Maxima** eine ausführliche und gut strukturierte Vorbereitung, logische Argumentation und vorab Einsicht in die Tagesordnung, während jede Form von Schlamperei, spontane Änderungen im Ablauf oder ausuferndes Erzählen zu vermeiden sind.

Bei **Domenik und Domenika** helfen schlagfertige Antworten, klare Grenzen, entschärfendes Lächeln und pointierte Aussagen. Abgeraten wird von Rechtfertigungen, Jammern, unkonzentriertem Verhalten oder Unsicherheiten beim Entscheiden.

Star und Stella lieben Humor und charmante Behandlung, kreative Impulse und originelle Ideen. Wenig punkten können Sie dagegen mit langweiligen Reden, unwichtigen Details oder Festhalten an Papierbergen von Informationen.

Bei **Traugott und Traudel** ist ein ehrliches und glaubwürdiges Verhalten wichtig, persönliche Gespräche sowie das Herausstellen von menschlichen Werten über Materielles. Zu unterlassen ist Ungeduld oder Drängen zu schnellen Entscheidungen.

Und wer bin ich?

Hilfreich ist auch die Frage »*Wie bin ich eigentlich selbst in Verhandlungen?*«. Es kann ja auch sein, dass ich selbst der »schwierige Verhandlungspartner« bin und das vor lauter Projektion gar nicht mitbekomme. Donaldson ([15], S. 240) bringt es auf folgende Formel:

»Wenn zwei Leute sich in zwei Ihrer letzten drei Verhandlungen über Sie aufgeregt haben, liegt der Fehler mit größter Wahrscheinlichkeit bei Ihnen. Auch wenn Sie noch so viele Beweise heranziehen, dass diese Situation nicht durch Ihre Schuld entstanden sein kann – die Wahrscheinlichkeit spricht dagegen.«

Die Selbstreflexion des eigenen Verhaltens hat für ein gutes Verhandlungsmanagement viele Vorteile. Mit dem Wissen über Ihre eigene Persönlichkeit werden die Stärken bewusster und auch die Verletzlichkeiten, die es zu schützen gilt. Eine Übersicht an Instrumenten zur Persönlichkeitsanalyse findet sich bei Tewes ([62], S. 61 ff).

Wer sich selbst einzuschätzen weiß, kann auch die individuellen Entwicklungspotenziale deutlicher beschreiben. Wir können nur deshalb bestimmte Dinge gut, weil wir sie oft gemacht haben. Und anderes, was uns schwer fällt, tun wir automatisch seltener. In Bezug auf die Verhandlungskompetenz empfiehlt es sich, eine eigene Liste mit Herausforderungen anzulegen. Diese Liste gilt es im nächsten Schritt zu priorisieren, je nachdem, wie groß die Herausforderung erlebt wird. Dann bestimmen Sie, was Sie als nächsten Entwicklungsschritt lernen wollen.

Rankingliste: Individuelle Herausforderungen beim Verhandeln

10 Gehaltsverhandlung mit meinem Vorgesetzten

  9 Unter Druck eine Entscheidung treffen

  8 Bei Angriffen sachlich bleiben

  7 Aus einer distributiven eine integrative Verhandlung machen

  6 Mit Einwänden umgehen

  5 Ziele positiv formulieren

  4 Das Machtargument vorbereiten

  3 Interessen hinter Postionen ausloten

  2 Mind-, Motivations- und Mitgabe-Argumente vorbereiten

  1 Verhandlungsergebnisse zusammenfassen und Verhandlung konstruktiv beenden

Diese Liste habe ich mit einem meiner Coachees erstellt, den ich hier Herrn Wolf nenne. Sein Ziel war es, alle Schritte systematisch einzuüben. Um sich auf Verhandlungen vorzubereiten kann man auch an anderen Orten zuvor üben.

Herr Wolf begann mit Stufe 1 und übte zunächst am Ende von Sitzungen und beruflichen Besprechungen, die Ergebnisse für alle hörbar zusammenzufassen. Dabei trainierte er insbesondere, so zu formulieren, dass es für die Beteiligten motivierend war und das Gefühl blieb, etwas erreicht zu haben. Es ging Herrn Wolf also weniger darum, den Inhalt zusammenzufassen, als vielmehr den Inhalt konstruktiv herauszustellen. Als ihm seine Kollegen eines Tages hierzu ein positives Feedback gaben (er könne das Wesentliche einer Besprechung immer so gut auf den Punkt bringen), begann er mit dem Üben des nächsten Schrittes und bereitete für verschiedene Gespräche Mind-, Motivations- und Mitgabeargumente vor.

Fazit

Bei schwierigen Verhandlungen gilt es mit Ury [66] die Nerven zu bewahren. Deshalb sollten Sie:

— auf verbale Angriffe nicht emotional reagieren,

— sich (symbolisch) an die Seite des Verhandlungspartners stellen, statt gegen ihn anzukämpfen,

— eingefahrene Verhaltensmuster unterbrechen, indem Sie unerwartet reagieren oder das Spiel ändern,

— trotz aller aggressiver Angriffe Lösungen vorzuschlagen, auf die auch Ihr Gegenüber eingehen kann,

— hart an der Sache doch weich im Umgang mit dem Menschen verhandeln.

Wenn es zwischenmenschlich schwierig wird, lohnt sich auch die Frage, in wie weit Sie selbst daran beteiligt sind.

In aller Kürze

Verhandlungskompetenz hilft nicht nur bei der persönlichen Karriereplanung, sondern reduziert im beruflichen Alltag auch Unsicherheiten und Missverständnisse. Da unprofessionelle Kommunikation kostenintensiv ist und Unsummen im Gesundheitswesen verschlingt, zahlt sich eine Investition in die kommunikative Kompetenz immer aus [61].

Dieses Buch gibt Auskunft darüber, welche Fehler Sie vermeiden können, wie Sie sich effektiv auf ein Verhandlungsgespräch vorbereiten können, welche Verhandlungstypen es gibt und wie Sie mit ihnen umgehen. Der systematische Aufbau von Argumenten wird ebenso anschaulich präsentiert, wie Verhandlungsstrategien und -taktiken. Um in einer Verhandlung ihre Ziele zu verfolgen können Sie den Prozess gezielt steuern und für mögliche Konflikte bekommen Sie Checklisten zur Konfliktanalyse an die Hand. Auch auf schwierige Verhandlungen und schwierige Verhandlungspartner geht dieses Buch ein.

Nun bleibt Ihnen nur noch diese Anregungen im beruflichen Alltag auszuprobieren. Denn das Erlernen von Verhandlungskompetenz und Radfahren haben gemeinsam, dass Üben hier sehr hilfreich ist.

Literatur

[1] Addicks J (2006) Pflegesatzverhandlungen erfolgreich führen. Taktik, Strategie, Praxistipps. WEKA MEDIA, Kissing

[2] Aiken L, Clarke S, Sloane D (2002) Hospital staffing, organizational support and quality of care: Cross-national findings. Internat J Quality in Health Care 14: 5–13

[3] Alexander N, Ade J, Olbrisch C (2005) Mediation, Schlichtung, Verhandlungsmanagement – Formen konsensualer Streitbegleitung. Alpmann u Schmidt, Münster

[4] Babcock L, Loewenstein G (1997) Explaining Bargaining Impasse: The Role of Self-Serving Biases. J of Economic Perspectives 11: 109–126

[5] Berne E (2005) Spiele der Erwachsenen. Psychologie der menschlichen Beziehungen. Junfermann, Paderborn

[6] Blaurock A (2008) Hand drauf! Erfolgreich zu verhandeln ist erlernbar. AHA Erlebnis 2: 4–8

[7] Blech J (2011) Sprachlos in der Sprechstunde. Der Spiegel 7: 120–128

[8] Fischer S; Born J (2009) Anticipated reward enhances offline learning during sleep. Learning Memory Cognition 35: 1586–1593

[9] Brenner JR, Bartholomew L (2005) Communication errors in radiology: a liability cost analysis. JAm Coll Radiol 5: 428–431

[10] Bönisch W (2009) Werkstatt für Verhandlungskunst. Bessere Verhandlungsergebnisse mit den richtigen Werkzeugen. Shaker Media, Aachen

[11] Bühring-Uhle C, Eidenmüller H, Nelle A (2009) Verhandlungsmanagement: Analyse, Werkzeuge, Strategien. Beck im dtv, München

[12] Bunzendahl I, Hagen BP (2004) Soziale Netzwerke für die ambulante Pflege. Juventa, Weinheim

[13] de Gelder B (2006) Towards the neurobiology of emotional body language. Nature Reviews Neuroscience 7/3: 242–249

[14] Dijksterhuis A (2007) Intuition will gut überlegt sein. Harvard Business Manager 2: 22–23

[15] Donaldson M (2008) Erfolgreich verhandeln für Dummies. Wiley, Weinheim

[16] Edmüller A, Wilhelm T (2010) Manipulationstechniken. So setzten Sie sich durch. Haufe, Jokers edition, Freiburg

[17] Eidenmüller H (2005) Der homo oeconomicus und das Schuldrecht: Herausforderungen durch Behavioral Law Economics. Juristenzeitung 60: 216–224

[18] Fischer C, Reitemeier J (2010) Verbale Angriffe. Weka Media, Kissing

[19] Fisher R, Ury W (1981) Getting to Yes: Negotiation agreement without giving in. Houghton Mifflin, Boston

[20] Fisher R, Ury W, Patton B (2004) Das Harvard-Konzept. Der Klassiker der Verhandlungstechnik. Campus, Frankfurt am Main

[21] Frankel RM, Stein MD (1999) Getting the Most out of the Clinical Encounter: The Four Habit Model. The Permanente Journal 3/3: 1–11

[22] Geisler L (2005) Kommunikation bei der Patientenvisite – Ausdruck unserer ethischen Werthaltung. Referat beim Ethik-Symposium »Wirtschaftlichkeit oder Menschlichkeit – Ethik im Klinikalltag zwischen den Stühlen« am 13.03.2003, Ethikforum der BG Kliniken Bermannsheil, Bochum

[23] Gilkey R, Geenhalgh L (1984) Developing effective negotiation approaches among professional women in organizations. In: Conference on Women in Organizations. Simmons College, Boston

[24] Gilligan C (1982) Die andere Stimme. Lebenskonflikte und Moral der Frau. Piper, München

[25] Griffith DA., Myers MB, Harvey MG (2006) An Investigation of National Culture's Influence on Relationship and Knowledge Resources in Interorganizational Relationships Between Japan and the United States. J Internat Marketing 14/3: 1–32

[26] Guilky D.K.; Hutchinson P.; Lance P. (2006) Cost-effectiveness analysis for health communication programs. Journal of Health Communication 11, Suppl 2: 47–67

[27] Harris TA.(1975) Ich bin o.k. – Du bist o.k. Wie wir uns selbst besser verstehen und unsere Einstellung zu anderen verändern können. Eine Einführung in die Transaktionsanalyse. rororo, Reinbek bei Hamburg

[28] Hegerl U, Zaudig M, Möller HJ (2001) Depression und Demenz im Alter: Abgrenzung, Wechselwirkung, Diagnose und Therapie. Springer, Wien New York

[29] Iffland S (2010) So verhandeln Sie jetzt Ihre Pflegesätze. Altenheim 9: 16–19
[30] Iffland S (2010) So verhandeln Sie Ihre Pflegesätze in Sachsen-Anhalt. Vortrag bei der Diakonie Mittelsachsen in Halle am 16.12.2010
[31] Iffland S (2010) Höhere Entge fürlte Heime in Sicht http://www.iffland-wischnewski.de/publications/CK%206%202009_Iffland_1.pdf. (letzter Zugriff: 22.04.2011)
[32] Jahn T (2010) Neuropsychologie der Demenz. Springer, Berlin
[33] Kammberg S (2010) So gehen Sie mit den 10 häufigsten Verhandlungstypen um. http://www.sekada-daily.de/aktuelles/tipp/so-gehen-sie-mit-den-10-haeufigsten-verhandlungstypen-um.html (letzter Zugriff: 01.03.2011)
[34] Kannig UP (1999) Selbstwertdienliches Verhalten und soziale Konflikte im Krankenhaus. Gruppendynamik 30/2: 207–229
[35] Kellner H (2003) Verhandeln In: Auhagen AE, Bierhoff HW (Hrsg.) Angewandte Sozialpsychologie. Das Praxisbuch. Beltz PVU, Weinheim
[36] Kellner H (2005) Verhandeln, hart aber herzlich. Carl Hanser, München
[37] Kilmann RH, Thomas KW (1977) Developing a Forced-Choice Measure of Conflict-Handling Behavior. The «Mode» Instrument. Educational and Psychological Measurement 37: 309–325
[38] Kimich C (2011) Verhandlungstypen durchschauen. http://www.kimich.de/pdf/Verhandlungstypen_durchschauen.pdf (letzter Zugriff: 01.03.2011)
[39] Loewenstein J, Thompson L, Gentner D (2003) Analogical Learning in Negotiation Teams: Comparing Cases Promotes Learning and Transfer. Academy of Management Learning & Education 2: 119–127
[40] Lohrmann C (2002) Zu viel Pflege macht abhängig. Pflege aktuell 1: 21–24
[41] Lohrmann C, Dijkstra A., Dassen T (2003) The care dependency scale: an assessment instrument for elderly patients in German hospitals. Geriatric Nursing 24/1: 40–43
[42] Maguire P, Pitceathly C (2002) Key communication skills and how to acquire them. BMJ 325: 679–700
[43] Müller M, Seidl N (2000) Fort- und Weiterbildung als wichtiger Indikator der Arbeitszufriedenheit in der Pflege. Pflege 13: 381–388
[44] Nadle, J, Thompson L, van Boven L (2003) Learning Negotiation Skills: Four Models of Knowledge Creation and Transfer. Management and Science 49: 529–540; 1–3
[45] Novakova S (2002) Interkulturelle Aspekte in der deutsch-slowakischen Wirtschaftskommunikation. In: Schmidt C (Hrsg.) Wirtschaftsalltag und Interkulturalität: Fachkommunikation als interdisziplinäre Herausforderung. Deutscher Universitätsverlag, Wiesbaden: 171–182
[46] Olivola CY, Todorov A (2010). Elected in 100 milliseconds: appearance-based trait inferences and voting. J Nonverbal Behavior 34: 83–110.
[47] Perloff R (2010) The Dynamics of Persuasion. Communication and Attitudes in the Twenty-First Century. 4th ed. Routledge, London
[48] Pinkley R (1990) Dimensions of conflict frame: Disputant interpretations of conflict. J Applied Psychol 75: 117–126
[49] Rhodes K (2011) Introduction to Influence, http://www.workingpsychology.com/evryinfl.html (letzter Zugriff: 01.02.2011)

[50] Ross L (1995) Reactive Devaluation in Negotiation and Conflict Resolution. In: Arrow KJ, Mnookin RH, Ross L, Tversky A, Wilson RB (eds.) Barriers to Conflict Resolution. Norton, New York

[51] Samovar LA., Porter RE (1997) Intercultural Communication. Wadsworth, Belmont

[52] Satir V, Bosch M (2009) Selbstwert und Kommunikation. Familientherapie für Berater und zur Selbsthilfe (Leben Lernen 18). Klett-Cotta, Stuttgart

[53] Satir V, Kierdorf T, Höhr H (2004) Kommunikation, Selbstwert, Kongruenz: Konzepte und Perspektiven familientherapeutischer Praxis. Junfermann, Paderborn

[54] Schmauch U (1987) Anatomie und Schicksal. Zur Psychoanalyse der frühen Geschlechtersozialisation. Fischer, Frankfurt/Main

[55] Schmidt S (2011) Anpacken – Projektmanagement in Gesundheitsberufen. Springer, Berlin Heidelberg

[56] Schranner M (2010) Teure Fehler. Die 7 größten Irrtümer in schwierigen Verhandlungen. Econ bei Ullstein, Berlin

[57] Sood S, Nambiar D (2006) Comparative cost-effectiveness of the components of a behavior change communication campaign on HIV/AIDS in North India. J Health Communication 11: S143–S162

[58] Spangle M, Isenhart MW (2003) Negotiation: Communication for Diverse Settings.Sage Publisher: Thousand Oaks

[59] Stein T, Frankel RM, Krupat E (2005) Enhancing clinician communication skills in a large healthcare organization: a longitudinal study. Patient Education Counselling 58/1: 4–12

[60] Techniker Krankenkasse (2010) WINEG-Studie. http://www.tk.de/centaurus/servlet/contentblob/224246/Datei/56665/WINEG%2520Wissen%2520-%2520Patientenzufriedenheit.pdf. (letzter Zugriff: 22.04.2011)

[61] Tewes R (2010) Wie bitte? Kommunikation in Gesundheitsberufen. Springer, Berlin

[62] Tewes R (2011) Führungskompetenz ist lernbar. Praxiswissen für Führungskräfte in Gesundheitsberufen. Springer, Berlin

[63] Thompson L (2005) The Mind and the Heart of the Negotiator: Pearson/Prentice Hall, New York

[64] Topf C (2005) Gehaltsverhandlungen für freche Frauen: Fordern Sie, was Sie verdienen – und bekommen Sie, was Sie wollen. Redline Wirtschaft, München

[65] Tries J, Reinhardt R (2008) Konflikt- und Verhandlungsmanagement. Konflikte konstruktiv nutzen. Springer, Berlin

[66] Ury W (1992) Schwierige Verhandlungen: wie Sie sich mit unangenehmen Kontrahenten vorteilhaft einigen. Campus, Frankfurt/Main

[67] Voeth M, Herbst U (2009) Verhandlungsmanagement: Planung, Steuerung und Analyse. Schäffer-Poeschel, Stuttgart

[68] Wilhelm I, Diekelmann S, Molzow I et al. (2011) Sleep Selectivity Enhances Memory Expected to Be of Future Relevance. J Neuroscience 31: 1563–1569

[69] Zier J (2010) Lernen am schlechten Beispiel. TAZ 02.08.2010, Berlin

[70] Zuckerman M (1979) Attributions of Success and Failure Revisited or The Motivational Bias is Alive and Well in Attribution Theory. J Personality 47: 245–287

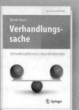
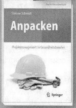
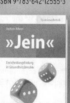
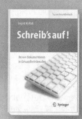
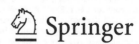

Stichwortverzeichnis

Printing: Ten Brink, Meppel, The Netherlands
Binding: Stürtz, Würzburg, Germany